The United States Healthcare System:
A Japanese Administrative Fellow's Perspective

# 病院の内側から見た
# アメリカの医療システム

河野圭子 Keiko Kono
Washington University
Master of Health Administration

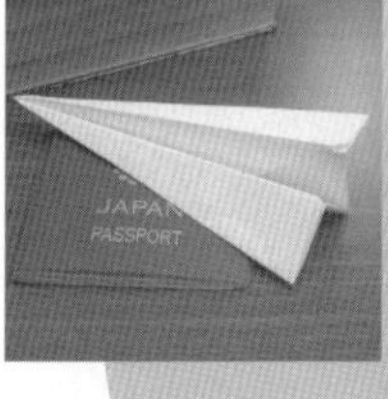


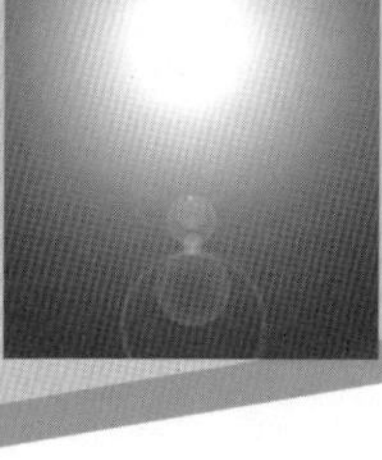

株式会社 新興医学出版社

For three distinguished individuals,
who have always given me great support:
my husband, Steve Valentin,
my mentor Ms. Michiko Kobayashi,
and my professor Dr. James O. Hepner.

# はじめに

この本は内科系総合雑誌「モダンフィジシャン」に平成一二年一月から一六回にわたって連載したものを元にまとめたものである。

サラソタ記念病院で病院経営フェローとしてアメリカ病院経営現場に身を置くようになって、日本で語られていたアメリカ医療制度と現実との差異を痛切に感じるようになった。そのころ、新興医学出版社のご厚意により連載の機会を得たのである。

アメリカの病院長を中心とする経営幹部や取締役たちの実態、患者の満足度を高めるための経営戦略。さらにアメリカ連邦政府の医療改革に対する取り組みなど、アメリカの医療制度を総括的にまとめてみた。

一冊の本にするにあたり、内容および構成を全面的に見直した。また、アメリカの医療制度を理解するための用語集や図解なども筆者なりに工夫した。

多くの方に、アメリカの医療制度の現状を知っていただけたら幸いである。

河野　圭子

## Sarasota Memorial Hospital の概要（二〇〇一年度データ：サラソタ病院案内より）

病院CEO：G. Duncan Finlay, M. D.
所在地：フロリダ州サラソタ
ホームページ：www.smh.com
設立形態：非営利総合病院
病床：八四五床
スタッフ数：三〇〇〇人
認定医師数：六八五人
年間患者数：入院　二万九〇〇〇人
外来　一五万五〇〇〇人
救急外来　七万人
出産数　二三六〇件
心臓バイパス手術数　一四五〇件
平均入院日数：二〇〇一年　四・八日

**サラソタ記念病院とサラソタ記念ヘルスケアシステムのおもな付属施設**

日帰り手術センター、心臓疾患総合治療施設、PET（Positron Emission Topography）在宅看護センター、高度介護施設、各種リハビリ施設、二四時間看護師によるコールセンター、臨床治験センター、ペインクリニック、救急救命室、チャリティー・クリニック、精神診療施設

記

■サラソタ記念ヘルスケアシステムはフロリダ州の中西部に位置し、人口三四万人のサラソタ地区の総合医療システムである。

■心臓疾患センターはフロリダ州第二位の規模を誇り、音声認識ロボットAESOP（Voice-Activated Robots）による心臓バイパス手術を採用した、フロリダ州では最初の病院である。

■情報技術にも力を入れており、電子カルテ、薬、検査のオーダリングシステムを一体としたオンライン・システムを構築している。

■医療費無料の外来クリニック「チャリティー・クリニック」を持ち、サラソタ地域の無保険者や低額所得者に無料で医療を提供している。

## 医療システムの経営母体と各医療施設の経営幹部の役職と上下関係

元ワシントン大学大学院医療経営学部教授のハプナー博士とのインタビューを基に、基本的な例として、この図表（八ページ）を作成した。ハプナー博士は「過去一〇年間、医療組織の吸収・合併が進むのにともない、役職の名称に各組織が独自性を持つようになってきた」と述べられた。

**医療システム経営母体（コーポレイト）**

最高経営責任者／社長
　チーフ・エグゼクティブ・オフィサー　CEO
最高業務執行責任者／副社長
　チーフ・オペレーティング・オフィサー　COO
部長
　チーフ……オフィサーやチーフ・メディカル・オフィサーなど
　Chief Financial Officer,
　Chief Medical Officerなど
　Chief……の表現が使われる。

## 医療システムに付随する各医療施設

| | | |
|---|---|---|
| 病院長 | プレジデント | President |
| 副病院長 | エグゼクティブ・バイス・プレジデント | Executive Vice President |
| 部長 | （シニア）バイス・プレジデント | (Senior) Vice President |
| 次長 | エグゼクティブ・ディレクター | Executive Director |
| 課長 | ディレクター | Director |
| 係長 | マネージャ | Manager |

プレジデント・ＣＥＯと二つの肩書きが列記されることがある。これは、医療システムのなかの病院の病院長（プレジデント）が医療システムの最高経営責任者（ＣＥＯ）を兼任しているからである。サラソタ記念病院の院長はプレジデント・ＣＥＯであった。エグゼクティブ・バイスプレジデント・ＣＯＯの肩書きは、副病院長（Executive VP）が医療システムの副社長（ＣＯＯ）を兼任していることを示している。

医療システムの経営母体と各医療施設の幹部役職

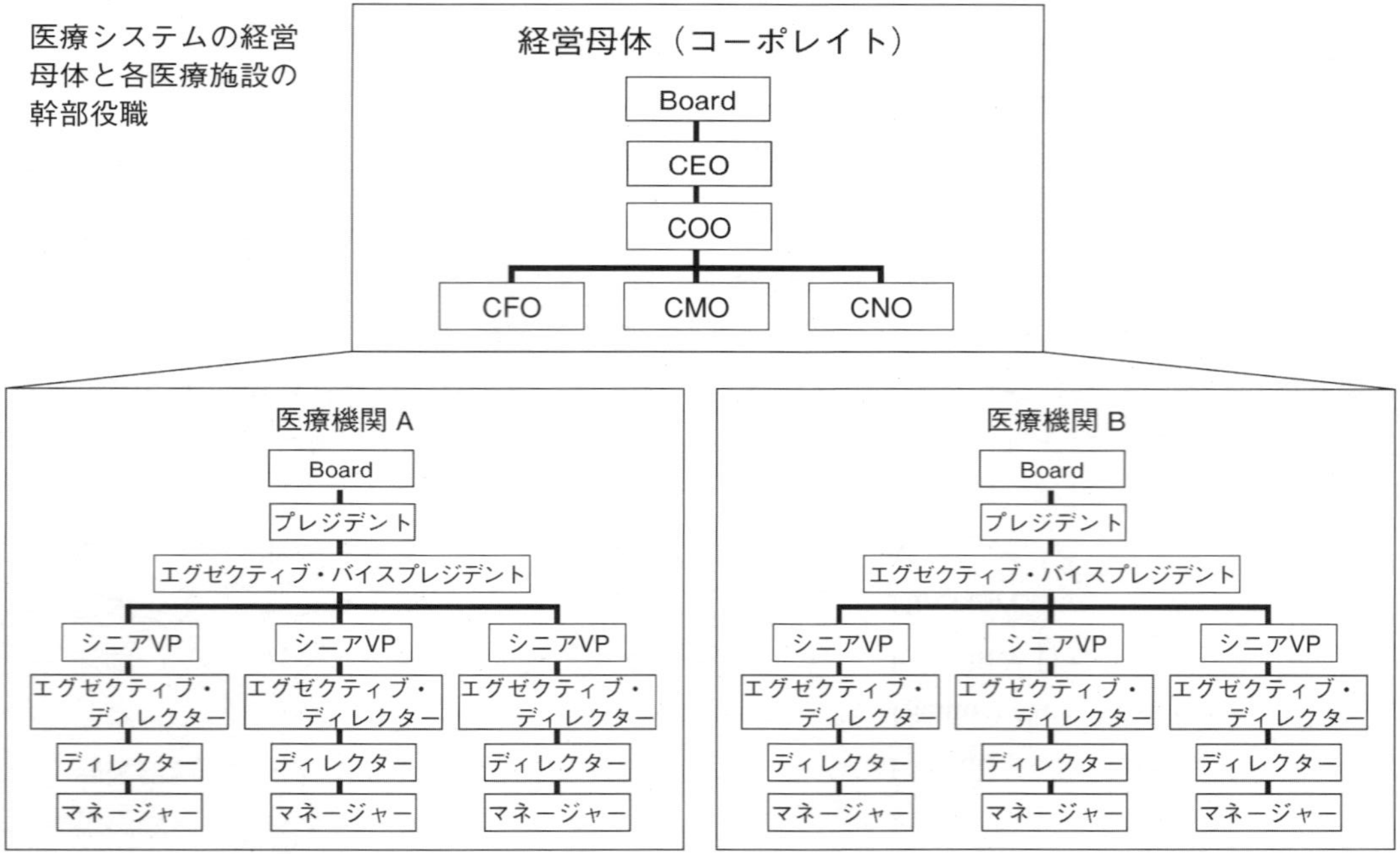

# 用語集

> **凡例**
> アメリカ医療を読み解くうえで重要と思われる用語をここにまとめた。
> なお、＊を付しているものは、役職名を表す。合わせて六〜八頁「医療システムの経営母体と各医療施設の経営幹部の役割と上下関係」をご参照いただけると幸いである。
> また、＊＊を付してあるものは、マネジドケアの保険類である。こちらは、一七七頁「マネジドケア型民間医療保険の種類と違い」を参照いただきたい。

**ＡＣＨＥ（American College of Healthcare Executives）** ⇩ **第1・2・4章参照**

アメリカ病院経営者協会

アメリカの病院経営幹部のために設立された組織。シカゴに本部を持つ。病院経営に関する学会の運営や教育など、質の高い病院経営者の育成と情報提供に力を入れている。

**Administrative Fellowship** ⇩ **第1・2章参照**

病院経営フェローシップ

ＡＣＨＥで認定された病院で実施される病院経営系大学院の新規卒業生を対象に、将来の病院経営者育成のための研修制度。通常一年から二年のトレーニング期間が設けられている。

**Administrator** ⇩ **第1章参照**

**経営幹部＊**
経営幹部の総称。

**ＢＢＡ（Balanced Budget Act）⇩第9章参照**
ＢＢＡ法案
メディケア・メディケイドや福祉関連予算に関しての連邦法案。一九九七年に制定された。

**ＢＣ／ＢＳ（Blue Cross/Blue Shield）⇩第3章参照**
ブルークロス・ブルーシールド
民間医療保険会社の一つ。ＢＣ／ＢＳは全米規模の大企業との民間医療保険の契約に力を入れている。もともとブルークロスは病院保険、そしてブルーシールドは医師の技術料・手技料の保険として設立された。

**Board Meeting ⇩第1・2・3・4・5・6・7章参照**
取締役会議
取締役たちによって、利害関係者の意志と病院収益のバランスを考えて病院が経営・運営されているか検討される会議。

**Board Member（Board）⇩第3・4・6・7・8章参照**

取締役

ステークホルダーの代表者、すなわち取締役を指す。英語で正式には「Board of Directors」「Board of Trustees」であるが、日常的には「ボード」と略して使われる。取締役の大半は社外取締役で占められ、社内からはＣＥＯが取締役を兼任する場合が多い。しかし、取締役会の性質上、ＣＥＯがチェアーパーソン（会長）を勤めることは避けるべきだとされている。

**Brand Drug　⇩　第18章参照**

ブランド薬剤

先発品(薬剤）のこと。上市された特許権のある新薬。

**Business Mind　⇩　第13章参照**

ビジネスマインド

独立採算制をとっているアメリカの病院は、医療の質、経営効率、患者の満足を達成するためにビジネス感覚を取り入れて経営にあたっている。

**ＣＥＯ（Chief Executive Officer）　⇩　第1・2・3・4・6・7章参照**

最高経営責任者＊

組織の最高責任者。病院でも病院長（プレジデント）のことをＣＥＯと呼ぶ。アメリカの病院ＣＥＯは医師でなくてもよい。

**Clinical Guideline ⇩ 第16章参照**

臨床ガイドライン

治療ガイドラインのこと。アメリカでは民間会社が臨床ガイドラインをオンラインで医療施設に提供している。医師は、マネジドケアの民間保険会社から過度な治療としての支払い拒否を避けるために、そのガイドラインを使用していることが多い。

**ＣＭＯ（Chief Medical Officer） ⇩ 第3章参照**

医務部長＊

病院や医療関連組織で医師の代表として医師の声を反映するのみならず、医療の質およびそれに関連する事項の監督・責任者。

**ＣＯＯ（Chief Operating Officer） ⇩ 第1・2・4・6・7章参照**

最高執行責任者＊

組織内の運営責任者。ＣＥＯは組織内外に対する経営の責任者であるが、ＣＯＯは組織内の日々の運営に専念する。

**Corporate ⇩ 第6章参照**

コーポレイト

一般訳は「法人の」。医療ではヘルスシステムの経営団体を示す。

**Cost Saving　⇩　第15章参照**

コストセービング

経費節減のこと。医療の質とともに力を入れている戦略の一つ。

**Credentialing　⇩　第5章参照**

資格審査

医師が病院施設の使用や病院の医療スタッフになるために提出した許可願いと登録願いを、病院が調査するプロセスのこと。

**Credentials　⇩　第5章参照**

資格

個人の資格や、業績のこと

**Credentials Committee　⇩　第5章参照**

資格審査委員会

書類での資格審査終了後、応募の医師に病院の使用許可や医療スタッフとしての資格を与えるか否かを検討する委員会。

**Critical Pathway ⇩ 第15章参照**

クリティカル・パスウエイ

ある疾患に対し、系統立った治療指針に基づいて患者のケアにあたる手法。これによって、治療の無駄（入院日数、過度な投薬や検査）を避けるとともに治療の質を高め、患者に安心感を与え、経済効率効果も期待できる。

**Director ⇩ 第1・2章参照**

経営幹部＊

経営幹部の役職のこと。ＶＰの下の役職である。

**ＤＭ（Disease Management） ⇩ 第14・15章参照**

疾患マネジメント

疾患の予防と管理を促すことで患者の生活の質と医療コスト削減の両面を達成するための手法。

**ＤＲＧ（Diagnosis Related Group） ⇩ 第1・3・9・11・13・15・18章参照**

ＤＲＧ

ＤＲＧは、診断群別の意味である。ＤＲＧ／ＰＰＳで、入院に対する診断群別包括支払い方式の意味になる（医師の技術・手技料はこの包括に含まれない）。メディケアの入院に対して採用されてから、マネジドケア型民間保険にも取り入れられるようになった。

**EBM（Evidence Based Medicine）** ⇩ **第4・9・15・16・17章参照**

エビデンス・ベースド・メディスン

科学的あるいは知識に基づいた医療

**ER（Emergency Room）** ⇩ **第1・7・8・11・15章参照**

緊急救命室

アポイント不要の救急患者受け入れ施設。患者の生死に関わる場合や出産は、医療保険を持たない患者も受け入れるよう法律（The Emergency Medical Treatment and Active Labor Act：一九八九年制定）で定められている。医師のほかフィジシャン・アシスタントや上級看護師などコメディカル（医師の監督下：州の規制による）も患者治療に従事している。

**Executive Director** ⇩ **第4・9・14・16章参照**

経営幹部＊

経営幹部の役職名。

**Executive Search Firm** ⇩ **第9章参照**

重役専門人材紹介業者

重役レベルの人材紹介業者。ヘッドハンター的役割を果たしている。依頼者が業者に手数料を支払うので、雇用される人材は支払う必要はない。

**Executive Vice President** ⇩ **第2章参照**

経営幹部＊

経営幹部の役職名。統合医療組織の場合、経営母体の重役クラスに用いられることが多い。

**Fellow** ⇩ **第1・2・3・5・7章参照**

フェロー

フェローシップを受けている研修生。医師の場合、フェローシップを受けている医師を指す。

**Fellowship** ⇩ **第1・2・5章参照**

フェローシップ

学位や資格を取得後、指定施設で研究や研修を受ける制度。医師の場合、レジデンシー終了後、さらに高度な専門医になるための二年以上の臨床トレーニング制度を指す。

**For Profit Hospital**

営利病院

日本でいわれている営利病院、あるいは株式会社の形態をとる病院。利益に対して課税され、株の公開も認められている。余剰金の使い道にはほとんど制限がない。

**Gate Keeper**　⇩　**第12章参照**

ゲートキーパー

ＨＭＯの掛かりつけ医に対して使われている。ＨＭＯでは掛かりつけ医が、専門医やＭＲＩやＣＴなど高度医療への許可権を持っているために、門や入り口（ゲート）の管理役（キーパー）と呼ばれるようになった。

**Generalist**　⇩　**第2章参照**

ジェネラリスト

一分野に偏らず幅広い知識を有する人。

**Generic Drug**　⇩　**第18章参照**

ジェネリック薬剤

後発品（薬剤）のこと。上市された特許切れの薬剤と同じ成分を使用して作られた薬剤。

**ＧＭＡＴ（Graduate Management Admission Test）**　⇩　**第1章参照**

ビジネス系大学院入学統一試験

アメリカのビジネス系大学院の出願に必要な統一試験。

**Group Practice ⇩ 第5章参照**

グループ・プラクティス

三人以上の医者がグループとなり医院を経営していること。大規模のグループ・プラクティス組織は、ｘｘ・メディカル・グループと表現されている。

**ＨＣＡ ⇩ 第6章参照**

ＨＣＡヘルスケア

営利系病院チェーンで全米最大規模の組織。旧コロンビア・ＨＣＡ。

**ＨＣＦＡ（Health Care Finance Administration） ⇩ 第14章参照**

医療財務庁

メディケア全般と、連邦政府が関与するメディケイドの一部の運営管理を担っている連邦政府管轄の庁。二〇〇一年からＣＭＳ（Centers for Medicaid and Medicare Services）に改名された。

**Health System ⇩ 第6・7章参照**

医療システム

日本では病院チェーンといわれているもの。営利・非営利関係なく、二つ以上の病院や医療組織が経営母体を形成し、その傘下で医療施設の運営を図る。一般企業では本社（経営母体）と支店（各医療施設）のようなもの。

**Hill-Burton Act**　⇩　**第11章参照**

ヒル・バートン法案

ヒル　バートンが提案した建設・修復に関する連邦法案。一九四六年に制定され、全米の医療施設病床が五〇万を越えた一九七八年に廃止された。

**ＨＭＯ（Health Maintenance Organization）**　⇩　**第3・11・12・15章参照**

ＨＭＯ（型民間医療保険）＊＊

ＨＭＯｓと複数形で表現されることもある。マネージドケア型民間医療保険の一種。**12章**を参照。一般に被保険者は、決められた掛かりつけ医の判断で、専門医の治療や、高度検査を受けることができる。

**HMO Act**　⇩　**第11章参照**

ＨＭＯ法案

連邦政府が助成金を出してＨＭＯ組織の発展を促した連邦法案。一九七三年に制定された。

**Home Health Care**　⇩　**第9章参照**

在宅介護医療

在宅医療を提供する組織を通じて、患者宅で患者の介護・医療を提供すること。

**Hospitality ⇩ 第11章参照**

ホスピタリティー

サービス業会（航空、ホテル、レストラン）で、「もてなし」の意味に使われる言葉。アメリカの病院業界も、病院の質に対する患者の要求が年々高まる中、「もてなし」に焦点を当てるようになった。

**ＩＨＳ（Integrated Health System） ⇩ 第3章参照**

統合医療組織

複数の病院や医療施設が統合された医療組織。

**Indemnity Insurance ⇩ 第12章参照**

出来高払い医療保険

原則的に被保険者も医師・医療機関も、医療保険を提供している組織から、何ら制限を受けることのない保険。病院や医師の技術・手技料は出来高払いである。マネジドケア型の民間医療保険が主流になる前はこの出来高払い医療保険が主流であった。

**Intern ⇩ 第1・5章参照**

インターン

インターンシップを受けている個人のこと。

**Internship　⇩　第5章参照**

インターンシップ

広義では、すでに特定のトレーニングを終えさらに専門的な技能を身に付ける際、経験者である監督のもとでトレーニングを受ける制度を指す。医師の場合は、医学部卒業後一年間、経験のある医師の監督下、臨床経験を積むトレーニング制度を指す。

**ＩＰＡ（Independent Practice Association）　⇩　第3章参照**

インディペンダント・プラクティス協会

ＨＭＯに雇用されていない開業医やグループ・プラクティスに属する医師の組織。

**ＩＰＳ（Interim Payment System）　⇩　第9章参照**

暫定支払い方式

たとえばメディケアの在宅介護の支払いをコスト主体の支払いからＰＰＳに移行する間、移行準備期間中に用いられた。一時的な支払い方法。

**ＪＣＡＨＯ（Joint Commission on Accreditation of Healthcare Organizations）　⇩　第2章参照**

医療機関認定組織

非営利の医療機関認定組織。病院や長期療養医療機関など各種医療組織に調査官を派遣して、一定の基準を満たしている医療機関に認定書を発行する。この認定書は民間医療保険会社、メディケア、メディケイドと契約する際に重要な役割を果している。

**Joint Venture ⇩ 第1章参照**

ジョイントベンチャー

二つ以上の組織が一緒になって収益を共有し、ビジネスをすること。たとえば、病院業界では、新しいＭＲＩセンターを、病院組織と、医師を雇用しているグループ・プラクティス組織とともに設立している。

**Layoff ⇩ 第3章参照**

レイオフ

一時解雇。レイオフは組織の経営悪化など組織側の問題で被雇用者に解雇を求める。一時解雇といっても一定期間後会社に戻れることは少ない。被雇用者の問題（職務態度怠慢など）で解雇通知を言い渡すことはファイヤー（Fire）と言われる。

**ＬＰＮ（Nurse：Licensed Practical Nurse） ⇩ 第18章参照**

准看護師

短大あるいは看護専門学校で一年以上の看護必須科目を履修後、資格試験に合格すると各州政府から免許が交付される。医師や正看護師の監督下で患者看護を行なう。

**ＬＴＩ（Long Term Insurance）　⇩　第9章参照**

長期療養型保険

民間保険会社が提供する長期療養型保険。年齢にかかわらず、慢性疾患患者など長期療養治療に対する私的医療保険。

**Managed Care　⇩　第1・3・12・13・15章参照**

管理医療

被保険者と医療機関が治療行為を授受する際、それぞれが医療保険上の何らかの制限を受ける民間医療保険の形態の一つ。ＨＭＯ、ＰＯＳ、ＰＰＯがその例である。

**Management Team　⇩　第2・6・7章参照**

経営幹部＊

ＣＥＯ（プレジデント）、ＣＯＯ、ＶＰｓを中心とした経営幹部たちのこと。

**Manager**

係長＊

フロントライン（平社員）のスタッフをまとめるリーダーの役職名。

**Marketing Analysis　⇩　第6章参照**

マーケティング分析

企業と同様、病院もマーケティング部や戦略部を持つ。その部署で行なっている市場や患者のニーズを探る分析のこと。

**MBA（Master of Business Administration）⇩ 第2章参照**

経営学修士

大学院で経営学を専攻した卒業生が取得する学位。

**Medicaid ⇩ 第3・5・10・11・16章参照**

メディケイド

低額所得者用の医療保険のこと。運営は各州政府に任されている。

**Medicaid Managed Care ⇩ 第12章参照**

メディケイド・マネジドケア

州政府が民間医療保険会社に委託したメディケイドのこと。

**Medical Director ⇩ 第5章参照**

診療科長＊

病院各診療科・部の科・部長（資格を有する医師）。病院の診療科長は通常非常勤で雇用され、経営幹部とともに病院の運営に当たっている。

**Medicare** ⇩ 第3・5・9・10・11・12・16章参照

メディケア

老人医療保険のこと。アメリカ連邦政府が六五歳以上の高齢者に提供する医療保険。運営は連邦政府に任されている。病院保険のパートAと医療保険のパートBに分かれている。パートAの月々の保険料は一定の基準を満たせば無料。

**Medicare Managed Care** ⇩ 第12章参照

メディケア・マネジドケア

政府が民間医療保険会社に委託したメディケアのこと。

**Mentor**

メンター

仕事を進めていくうえでの助言者。直接の上司にかぎらず、他の部署や他の病院にも助言者の枠は広げられている。

**MHA（Master of Health Administration）** ⇩ 第2章参照

医療経営学修士

大学院で医療・病院経営学を専攻した卒業生が取得する学位。

**Moderator** ⇩ **第2章参照**

進行役

調整役となってプロジェクトを進行させる担当者。

**ＭＲ（Medical Representative）**

医薬情報担当者

医師や薬剤師に医薬品の情報提供を職務とする製薬会社の社員。アメリカでは「Pharmaceutical sales representative」が一般的な呼び方である。

**Not For Profit Hospital**

非営利病院

日本の非営利病院とは意味合いが違い、独立採算制で経営されている。利益に対してはほとんど非課税だが、株の公開は認められておらず、利益の使い道にも制限がある。

**ＮＰ（Nurse：Nurse Practitioner）** ⇩ **第18章参照**

上級看護師

正看護師が看護系大学院あるいは認定プログラムを履修後、資格試験に合格すると各州政府から免許が交付される。州によって、医師の監督なしで簡単な治療や投薬の処方権を持ち、また開業することもできる。

**Nurse** ⇩ **第18章参照**

看護師

看護師はＮＰ、ＲＮ、ＬＰＮのように大きく三つに分けられる。いずれも各州政府から免許が交付される。

**Outcome** ⇩ **第10章参照**

アウトカム

たとえば、患者の満足度向上のために、プロジェクトを遂行したあとに得られる効果や成果のこと。効果や成果を数値で表したものを「Outcome Measurement」という。

**ＰＢＭ（Pharmacy Benefit Management Company）** ⇩ **第14章参照**

外来処方箋薬給付会社

外来処方箋薬の給付を提供している会社。

**ＰＯＳ（Point-Of-Service）** ⇩ **第12章参照**

ＰＯＳ（型民間医療保険）

ＰＯＳｓと複数形で表現されることもある。マネジドケア型民間医療保険の一種。ＨＭＯとＰＰＯのハイブリット型。ほとんどのルールはＨＭＯに準じるが、被保険者は制限付きで直接、専門医にかかることができる。自己負担金は増える。

**ＰＰＯ（Preferred Provider Organization）⇩ 第3・12・15章参照**

ＰＰＯ（型民間医療保険）＊＊

複数形でＰＰＯｓと表現されることもある。マネジドケア型民間医療保険の一種。被保険者の判断で、一般医と専門医の両方にかかることができる民間医療保険。

**ＰＰＳ（Prospective Payment System）⇩ 第9・12章参照**

ＰＰＳ

本来の意味は、あらかじめ治療費が決められた金額で支払われる方法。具体的には入院患者の診断を特定のＤＲＧ（診断群）に割り振り、該当するＤＲＧ（各ＤＲＧの病院治療費はあらかじめ決められている）に対する定額の治療費が病院にメディケアから支払われる。以前は、メディケアの入院用として用いられていたが、最近は在宅治療にも使われ始めた（医師の技術・手技量はＰＰＳの中に含まれない）。

**Preceptor ⇩ 第2章参照**

指導者

病院経営フェローのメンター的役割を果たす病院内の指導責任者。通常CEO、COO、VPなど病院経営幹部がこの役割を担う。

**Private Practitioner** ⇩ 第5章参照

開業医

個人で開業している医師のこと。

**Privileges** ⇩ 第5章参照

使用許可

資格申請した医師が、資格審査委員会から病院の医療施設使用許可や医療スタッフ資格を認定され、その権利を与えられること。

**Residency** ⇩ 第5章参照

レジデンシー

医師に対して使われるときは、専門科目の専門医になるための通常三年から六年の臨床トレーニング制度を指す。

**Resident** ⇩ 第1・5章参照

レジデント

医師に対して使われるときは、専門医になるために臨床トレーニングを受けている医師を指す。

**RN（Nurse：Registered Nurse）** ⇩ 第18章参照

正看護師

短大あるいは四年大学で二年以上看護必須科目を履修後、資格試験に合格すると各州政府から免許が交付される。

**SNF（Skilled Nursing Facility）** ⇩ 第9章参照

高度介護療養施設

通常、急性期病院で集中治療を受けた患者が送られる入院施設。この施設は、少なくとも一日二人以上の看護師が正看護師の監督下、患者のケアにあたっている。

**Solo Practitioner** ⇩ 第5章参照

ソロ・プラクティッショナー

指導や監督を受けないで自分の専門に従事できる資格を持った医療スタッフ医師やコメディカルのこと。

**Specialist** ⇩ 第2章参照

スペシャリスト

特定分野に対する知識を有する人。

**Specialty** ⇩ **第5章参照**

専門科目

医師の専門科目のこと。二四の専門科目。

**Strategic Goal** ⇩ **第7章参照**

戦略ゴール

年間目標に対する戦略プランのこと。このプランは病院経営幹部によって作成され、ボードミーティングで可決されたあと、正式の戦略プランとなり、その年の病院経営の基本となる。

**Subspecialty** ⇩ **第5章参照**

細分化された専門科目

医師の二四の専門科目をさらに細分化した七七の専門科目。

**Summer Job** ⇩ **第1・2章参照**

サマー・ジョブ

アメリカの大学生、大学院生が夏休みを利用して、就職に有利に働くように実務訓練を兼ね自分の専門分野に関連する企業で仕事をすること。企業側はサマーインターン制度を学生に提供している。

**Telemedicine ⇨ 第15章参照**

テレメディスン

患者は医療施設に出向くことなく、遠隔通信技術を利用して、医師から指示や助言を受ける。

**Trend ⇨ 第1・2章参照**

流行

最近の話題について語るときに用いられる。

**ＶＰ（Vice President） ⇨ 第1・2・4・6・7章参照**

経営幹部＊

ＶＰｓと複数形で使れることもある。経営母体の重役たちの総称。医療システムは、経営母体（コーポレイト）と各医療施設に分けられる。

# 目 次

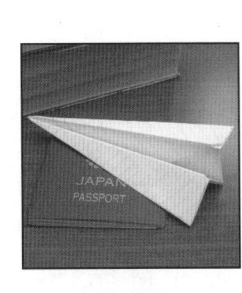

# 第1章
## 病院経営フェローシップ（Administrative Fellowship）：渡米から病院経営フェローになるまで

二〇〇〇年七月。

サラソタ記念病院で病院経営フェローシップ終了証書を手にした瞬間、これまでの五年間の思いがこみ上げてきた。アメリカで病院経営学を学ぶきっかけは、日本で医薬情報担当者として病院を担当していたころ（一九八八〜九六年）にさかのぼる。当時は、将来日本の医療制度は「出来高払い」から「包括払い」に移行するだろうという話が飛び交っていたが、医療業界から病院経営に対する危機感は伝わってこない。しかし、高齢者問題、右下がりの経済が予想された日本には、病院経営を圧迫する要因がすでに揃っていたのである。そんななか、筆者は国内外を問わず病院経営を専門的に学びたいと考え始めた。

医療の基本は「医療の質」「医療機関へのアクセス」「経営効率」の三つだと筆者は理解している。そのなかで病院運営の際に重要なのは医療の質と経済効率であるが、日本の病院経営は経済効率に対しての戦略が欠けているように感じられた。筆者の薬剤師としての教育は「医療の質」には貢献するが、「経済」の知識と「実務」の強化こそが自分自身に必要だと痛感していた。そこで、政府と民間の両方が医療保険を提供し合い、「マネジドケア」用語二三頁や「DRG」用語一四頁などの経済効率を積極的に医療に取り入れているアメリカが、筆者の意向に添うと考え、留学先に選択したのである。

しかし、病院経営に対する教育があるのではないかと漠然と考えていただけの筆者には、実際にどのような学位を取ればよいのか、見当もつかなかった。留学の経験もコネも一切ないままに、一九九六年六月二七日、強い希望と情熱だけを持って渡米したのである。

## ●○○○○　渡米から大学院入学までの道のり

渡米後は、適切な学位と大学院の調査、そして英語の習得に追われる毎日が始まった。

まず、ビジネス系大学院統一試験（Graduate Management Admission Test：GMAT）用語一七頁の得点を、短期間で入学許可レベルに引き上げる努力が必要であった。さらに、大学院への願書作成についても問題が生じた。願書は、志望動機、推薦書、大学在学当時の英語の成績証明書、履歴書が要求されていた。しかし、アメリカ人の審査官の目を引くような書類の書き方がわからない。焦燥の毎日を過ごしていたが、国籍を問わない人脈作りが功を奏し、アメリカ人、韓国人、インドネシア人、インド人などの友人たちの助けでなんとか願書の提出が終了した。

出願後も安心してはいられない。どうしても今年の入学許可を取りたいとの一心で、ワシントン大学に焦点を絞り入学許可取得へ向けた面接の予約を取ったのだが、筆者の英語力レベルが、アメリカ人の学部長や教授たちとの面接に耐えられるほどには達していないことに、不安を感じていた。その不安は、インド人の友人のアドバイスでなんとか乗り越えられた。

「アメリカの教育機関は、留学生は貴重な『お金』を運んでくれる『顧客』とみなしている。そこを突くようなことを言えば受かる」

この友人の言葉に半信半疑ではあったが、実際の面接で

「私の英語力はアメリカ人のレベルには達していないが、サバイバル力が誰よりも強い。万が一、前期試験の成績が悪ければ退学処分してもらってもかまわない。でもその時には、あなたの学部に私の授業料がすでに振り込まれているのでリスクはないでしょう」と学部長との面接に臨んだ。

そして、二週間後、念願の合格通知が送られてきた。異国のアメリカで生き抜いているインド人移民の処世術によって獲得できた合格通知。捨て身になってアメリカへ渡ってきているインド移民から得た教訓は、現在に至っても筆者の励みになっている。

## ○●○○○　大学院での生活

創立以来五〇年の歴史を持つワシントン大学大学院・医療経営学部において、筆者は日本人初の留学生であった。大学院で学ぶ目的は三つ。アメリカの病院経営法を理解すること、アメリカで病

院経営者幹部になるための実務経験を積むこと、そしてアメリカの病院関係者との人脈形成である。はたしてこれらのことが二年間で達成できるか不安だった。あるのは今まで蓄えた大学院の授業料と生活費のみ。英語力、コネクションなどもない。アメリカ留学は筆者にとって、リスクをともなう先行投資であった。先行投資を実りあるものにするか否かは、自分の心構え一つにかかっていた。

アメリカ人のクラスメイト三〇名と、筆者を含む二名の留学生で、一九九七年の八月下旬に大学院の授業が始まった。目的を達成するには、大学院の授業以外に、実務経験や課外活動で身につけなければならないことがあるのに気づいた。課外活動は、後述するＢＪＣヘルスシステムでのコンサルタント・インターン、医学部図書館でのライブラリー・アシスタントのアルバイト、大学院主催の病院経営幹部とのビジネスランチ、講演会、学会などに積極的に参加することだった。

授業形態は二年間の四学期制（一年が前期と後期に分かれる）。選択科目も含めて二〇科目履修後卒業である。一年生の前期と後期で病院経営の基礎となる財務系、人事管理系、経営戦略系、情報テクノロジー系に関連する科目を履修する。語学のハンディは最後まで付いてまわったが、暗記や計算中心の科目は睡眠時間を削ればどうにかなった。しかし、人事管理系になると、アメリカは日本と違う雇用システムを取っているので、問題にあげられている理由すら理解に苦しんだ。

将来、病院経営幹部となり組織内外の人々を動かすためのトレーニングとして、人事関連の授業は重要視されている。教授から与えられたテーマを、クラス全体で「なぜＡでなくＢに賛成するのか」に対して、理由と裏付けデータや証拠を理路整然と述べるディベートがくり広げられた。上司に自分の意見を容赦なく主張する部下に対して、感情的になることなく上司はお互いの解決策を見いだす能力が求められている。アメリカ式ディベートの経験は、現在もアメリカの病院で働くうえでプラスになっている。

二年目は、プロジェクト中心の授業が多く、一チーム四〜五名でプロジェクトをこなしていく。このプロジェクトは、大学院と提携している病院から提案された問題を各チームが選び、数種類のプロジェクトとして進めていく。進行は学生チームに任されて、教授は助言者の役割をはたす。

プロジェクト中心の授業は、毎回、アメリカ人のクラスメイトにどうにかしてチームに迎え入れてもらうところから始まった。いったん留学生は役に立たないと評価されると、次のプロジェクトにも影響する。チームに貢献するためにプロジェクトに役立つ文献リサーチ、電話リサーチ、パソコンでのスライド作りなど思い付くことはすぐに実行に移した。その努力が実り、卒業までにすべてのプロジェクトを終了することができた。

さて、プロジェクトの進め方を具体的に述べてみたい。第一段階は、教授からプロジェクト提案者の名前と連絡先、大まかなプロジェクト内容をチームに伝えられた後、チームでプロジェクトの進行方針を討論する。第二段階は、病院の担当者にアポイントを取りインタビューをして、詳細な問題点を把握する。そして再度、チーム内で解決策を討論しあうのである。この進捗状況がある程度まとまった時点でチームの問題解決策が正しい方向に向いているか、教授に指導を仰ぐのである。その後も、病院の担当者と数回の面談や関連部署のスタッフたちとミーティングやインタビューを重ね、問題解決策を練る。最終段階は、最終レポートになるビジネスプランを作成して、結果発表のためのスライドなどを準備し、プレゼンテーションで締めくくられる。

アメリカ式プレゼンテーション、要点に絞ったビジネスプランの作成など、一連のプロジェクトの授業で、筆者が語学のハンディ以上に苦労したことがあった。英語はわかるが何がポイントかわからないという言葉を超えた「実地経験と知識が絡む問題」であった。たとえば、英語を日本語に訳せても、それだけでは意味がつかめない。

**（例一）和訳：**B病院は、Cメディカル・グループと組んで外来ＭＲＩ施設設立のためにジョイント・ベンチャー用語二二頁でビジネスを開始した。

⇩メディカル・グループの意味と、ＭＲＩ専門外来施設がアメリカに存在することがポイント。日本に存在しない用語の意味。

**（例二）和訳：**決定のサポート（Decision Support）のツールに最適なデータベースを調べてほしい。

⇩「決定のサポート」が病院経営に関連して使われる場合は、患者治療費やその収益が病院の財務にどのように影響しているかを裏付けるデータや資料を示す。

**（例三）和訳：**フィジシャン・オフィスの医師が、外来患者に血液検査処方箋（日本での検査依頼票）を患者に渡して、「外来臨床検査所に行って採血を受けてください。検査結果は検査所から一週間後に私（医師）のオフィスに届きます」と伝えた。

⇩開業医のオフィスでは血液検査のための採血は行なわず、患者は血液検査処方箋を持って臨床血液センターに出向いて採血を受ける。治療システムの違い。

**（例四）和訳：**ＥＲ（緊急救命室）に、医者に診てもらえない不法移民や未保険者の患者が増え、病院の財政を圧迫している。

⇩ERは、出産や生死にかかわる状態の患者に対して、受け入れ拒否はできないと法律で定められている。日本で報じられている情報との差異。

**(例五)　和訳：**今年の一〇月にジェイコーの審査が始まる。

⇩ジェイコー（JCAHO）とは、Joint Commission on Accreditation of Healthcare Organizationsの略。医療機関が一定の基準を満たしているか審査する非営利の組織である。略語の読み方と意味。

以上のように、ポイントを理解するには、大学院の授業と病院での実務経験から得られるアメリカ医療システムの全体像を把握していなくてはならない。

課外活動の一つとして大学院から出席を勧められているものに、アメリカ病院経営者協会(American College of Healthcare Executives：ACHE)（用語九頁）の学会がある。この学会は、毎年三月にシカゴで開催され、大小医療システムの経営幹部たちが全米から集まってくる。会場のシカゴヒルトンは期間中、学会関係者で満杯になるほどの盛況ぶりである。頻繁に開かれるディナーパーティ、ネットワーキング・ブレックファースト、ランチを利用しての人脈作りに励むのである。しかし、筆者のような外国人出席者の姿はなかなか見かけられない。それでも、後述するサマージョブの仕事の情報をつかむために、できるかぎり参加して積極的に病院関係者に話しかけた。あるディナーパーティの時、ブルークロス・ブルーシールド（用語一〇頁）本社の当時のCEO（用語一一頁）の姿を見つけた。この時は、ワインを飲み緊張をほぐし、お腹に力を入れて話しかけた。すると名刺をくださり、履歴書を送るように言われた。そして、後日ＣＥＯ自身が直接筆者に連絡するということであった。数日後、半信半疑ながらも言われたとおり履歴書を送ったところ、本当にＣＥＯ自身から電話がかかってきて驚いたことは言うまでもない。その他、学会を通じて、病院経営者向けの雑誌「モダンヘルスケア」の編集長、疾患マネジメント用語一四頁協会の元会長などとも知り合うことができた。

大学院の同窓会パーティも催される。この場で先輩たちとの人脈作りをする。先輩たちのなかには名門医療システムの現役ＣＥＯや重役たちも含まれている。筆者は、目を引くために着物を着て参加した。会場はカクテルタイムで、出席者たちはグラスを片手にそれぞれ輪になって会話を楽しんでいる。着物を着ていても、その会話の輪のなかに入る度胸はない。会場を横断しているうちに、最後の輪が砦となって目の前に立ちふさがり、自然にその輪に加わることになった。輪の中心は、メソディスト・ヘルスシステム（所在地ヒューストン）の当時のＣＥＯと、病院経営者協会の現会長であった。この会長には、今でも仕事上のアドバイスなどをいただいている。

暗中模索で突っ走っていった大学院生活のなかで、忘れられない経験は、後述するＢＪＣヘルスシステムのコンサルタント・インターン時代に起こった。上司が、筆者のプロジェクトの業績を広くＢＪＣヘルスシステムのスタッフに紹介したいからと、社内報の担当者とのインタビューを設定され、その内容が社内報に掲載された。ところが、その記事がワシントン大学医学部季刊誌（三万五千部発行）の編集者の目にとまったのである。在学生五〇〇人以上の医療系大学、その大学院生のなかで毎回一名だけ選ばれ、学生自身が自己紹介をするコーナーの名誉ある執筆を依頼された。二ページが割り当てられ、専門のカメラマンが撮影にやってきた。その写真とともに筆者の文章が大々的に掲載された。留学生では初めてであったらしい。大学院のクラスメイトや、教授から「Congratulations!」と祝福され、それまでの苦労が吹き飛んだ一瞬であった。

二年間の学生生活は、年中無休状態で勉学、課外活動、就職活動に専念して嵐の如く過ぎ去った。その努力も実り、アメリカでの病院経営幹部へのパスポートである病院経営フェローシップの内定を獲得。満足した気分で、一九九九年の五月の卒業式で大学院生活は幕を閉じた。

## ○○●○○　ＢＪＣヘルスシステム：国際部のコンサルタント・インターン

卒業後の就職活動を有利に進めるためには、在学中の「サマー・ジョブ（Summer Job）」と呼ばれる夏休み中の仕事の経験が重視されるのである。筆者も、卒業後アメリカの病院に就職できるよう、一年生の夏休みにサマー・ジョブ獲得に躍起になった。しかし、ここでも大きな壁が待ちうけていた。

アメリカ人のクラスメイトたちは三月から五月にかけて次々とサマー・ジョブの内定通知を全米各地の病院から受け取っていた。病院経営系大学院留学生を受け入れた経験のないアメリカの病院は、留学生よりもアメリカ人学生を取りたがる傾向があったのだ。仮に、留学生を受け入れたとしても卒業後は帰国するケースが多いので、アメリカ人の学生に投資したほうが自国の繁栄に貢献すると考えられている。したがって、筆者は非常に不利な立場に立たされていた。

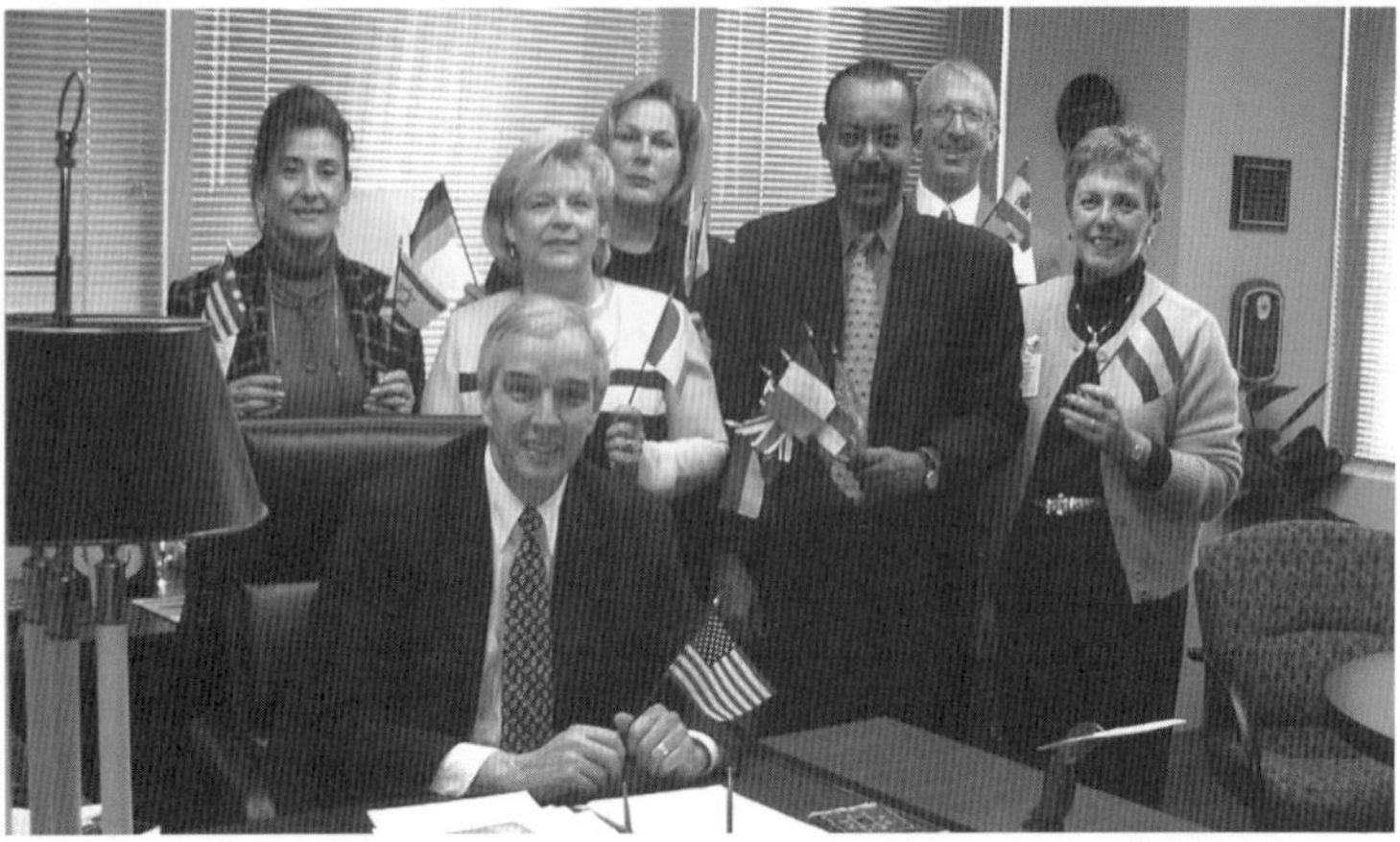

ＢＪＣヘルスシステム・国際部のスタッフ

アメリカはプロ・アクティブ（自分から率先して行動すること）な精神が旺盛だ。的確な目標に対して積極的に行動すればなんとかなるだろうと、夏休みに入ってからも仕事探しを続けた。

約一か月が過ぎた六月下旬、事態は好転する。ワシントン大学医学部付属病院の経営母体であるＢＪＣヘルスシステムの国際部会議で、国際部のスタッフと国内のマーケッティング・スタッフに日本の医療システムについて発表する機会を得たのである。用意周到に準備を進め、当日の発表終了後、勇気を出して国際部のマネージャであるエーハーン用語二〇頁（Tina Ahearn）女史に、サマー・インターンの申し出をした。すると後日、国際部のディレクターであるミュラー（Daniel K. Mueller）氏との面接が設定された。ミュラー氏とエーハーン女史との面接の結果、採用が決定。七月からコンサルタント・インターンの肩書きで働き始めることができた。ティーナ女史とは筆者のメンター役として、現在もお付き合い頂いている。

コンサルタント・インターンとして国際部に勤務しはじめてから、すべての国際部関連会議への出席許可が与えられ、大学院では体験できないアメリカ国内外の医療ビジネスの現場を垣間見る機会を得た。一方でスタッフとしての役割もあり、学生だからという甘えは許されず、次から次へとプロジェクトが割り振られた。最初のプロジェクトは、ＢＪＣヘルスケア付属病院の重役レベル会議において、世界各国のヘルスケアのトレンド用語三二頁について発表するための配布資料を作成することであった。詳細な説明は一切ないので、一を聞いて十を知らなければ、コンサルタント・インターンは勤まらない。第一関門は通過し、次の関門は、アメリカ人の医療スタッフが外国人患者に接するときのマニュアル作りであった。このプロジェクトの開始と同時に大学院二年度の前期がスタートした。授業とインターンの仕事をこなす多忙な毎日に慣れ始めた九月下旬には、将来のキャリアに大きく影響する「アメリカ病院経営者協会（ＡＣＨＥ）用語九頁」認定「病院経営フェローシップ」の願書作成に追われた。

## ○○○●○「病院経営フェローシップ」獲得に躍起になる理由

病院の経営に携わる「アドミニストレータ（Administrator）用語九頁」になったとき、より専門性を強めるため、医療経営大学院生は在学中に、インターン、レジデントなどを課外研修として学んでから、現場にデビューする。

病院アドミニストレータになるためにレジデントやフェローの経験は必要条件ではないが、将来複雑な病院経営を担う若い大学院卒業生に、早い段階で病院運営を経験させるトレーニングは、優秀な人材の育成に貢献する。

病院経営フェローは「フェローシップ」を通じて、さまざまな特権が与えられる。その代表的なものは、現役の病院ＣＥＯ（最高経営責任者）、ＣＯＯ用語一二頁（最高執行責任者）、ＶＰｓ用語三二頁（各部の部長たち）などの経営幹部から直接指導を受けられるのである。さらに、病院運営に関わる最高経営戦略会議やボードミーティング用語一〇頁（第6章で詳しく述べる）への参加をはじめ、各部署のスタッフ会議など、すべての会議への参加権が与えられる。病院で進行中のプロジェクトにも、プロジェクト・チームの一員としての参加が認められる。これらの経験によって一〜二年の短期間で病院運営の全体像を把握し、将来経営幹部としてのリーダーシップ能力、問題解決能力の基礎的な知識を身につけるのである。

日本でも、東京のパレスホテルの研修制度が「病院経営フェローシップ」に相似したところがある。大学を卒業して同ホテルに就職すると三年間は決まったセクションにつかず、見習い研修期間のようにあらゆる仕事を経験しなければならない。四年後、それぞれの部署に配置になったときは、全体を見渡してそのなかでの役割を考えながら行動できるので、質の高い決め細やかなサービスが提供できるのである。このやり方は病院経営者の育成にも通じるところがある。病院ＣＥＯやＣＯＯは一つの分野の専門家では勤まらない。組織の全体像がつかめなければ、限られた範囲内の問題であっても最大限の力を発揮することはできないのである。また、複数の部署がどのように関連して病院の運営に影響しているかを理解できないと、問題解決はできない。

### ○○○○● 総括「狭き門の『病院経営フェローシップ』」

病院経営フェローシップはカナダも含む北米の医療経営系大学院の卒業生を対象に将来の病院経営のプロを育成する制度である。筆者の調査によると、病院経営フェローシップは一つの州あたり三・八名である。近年、業績悪化のために採用を差し控える病院も出てきており、病院経営フェローシップの獲得は狭き門である。それでも、あえてアメリカのクラスメイトが将来のキャリアのために重要視している病院経営フェローシップに、挑戦したのである。次の章では病院経営フェローシップ獲得までの過程と、その経験について紹介する。

**文献**

一、春山　満：ビジネスで絶対負けない7つのセオリー：講談社、二〇〇一年

## 「病院経営フェローシップ」について

病院経営フェローシップの歴史は長いが、一九八七年にアメリカ病院経営者協会（ACHE）が病院経営関連大学院の卒業生を対象に、卒後トレーニングとして正式にガイドラインを制定して以来、アメリカ病院経営者協会のガイドラインに従って認定を受けた病院が、フェローの受け入れをしている。

フェローシップを提供している病院は各州平均約三病院である。病院は一～二名のフェローを受け入れているので、全米で約三〇〇名の受け入れ体制が整っていることになる。これに対して、大学院（フェローシップに応募できる大学院）は全米で約七〇なので各大学院から五名前後の卒業生がフェローシップを獲得することになる。

ACHEが制定しているフェローシップの目的について抜粋する。

（詳細は www.ache.org/PGFD/guidelines.html を参照。）

### 【フェローに対してのメリット】

■病院すべての部署をローテーションし、経営改善に関連するプロジェクトを立案したりチームの一員になって、将来の病院幹部に必要な知識を短期間で身に付けていく。

■通常大学院卒業後エントリーレベルの仕事から始めて数年経過しないと、経験、体験できない組織の最高レベルの運営方針の立て方、決定プロセスを体験することができる。

■リーダーシップ・スキルの育成。

■組織のあらゆるレベルでマネジメント力を発揮できる機会を与えられる。

■経営に関する決定方法、個人からチームで行なうプロジェクトの切り回し法について学ぶ。

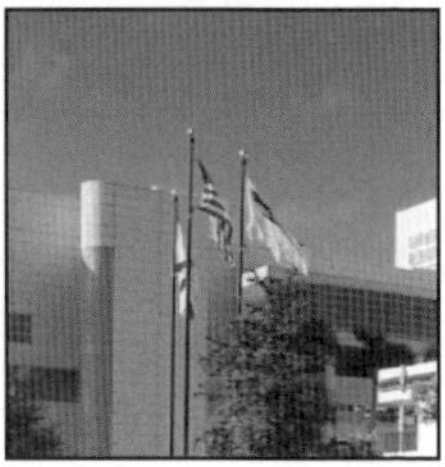

# 第2章 病院経営フェローシップの実態

## 病院経営者に求められる「ジェネラリスト」

病院経営にかかわらず経営に要求される能力は、組織内外を取り巻く環境を把握し、組織全体の方針を立てることであろう。そのために、ＣＥＯ用語一一頁は一点集中型の「スペシャリスト」用語三一頁より広く浅い知識を持つ「ジェネラリスト」用語一七頁のほうが適しているように思われる。しかし、一度組織に属してしまえば「ジェネラリスト」になるためのトレーニングやポジションは意外と少ないことに気づく。この現場のニーズに応えたのがＭＢＡ用語二四頁（Master of Business Administration）、ＭＨＡ用語二六頁（Master of Health Administration）を産出しているビジネス系の大学院である。ビジネス系の大学院は将来の経営者、つまり「ジェネラリスト」の育成のために必要な経営戦略学、人事管理学、財務学、情報テクノロジー学を基本科目としてカリキュラムを組んでいる。

筆者は、日本で薬学を学び、卒業後製薬会社で勤務していたが、担当する地域と病院規模が大きくなるにつれて、単に営業業務だけでなく、戦略、財務に対しての知識も必要となってきた。しかし、正直なところ、財務についてては、財務諸表の意味すらわからず自分の担当している地域から収益が出ているかどうかの判定もできなかった。そのうえ、財務分析とマーケティングの両方の側面から組織に利益をもたらす戦略立案の作成などしたくても、どうすればいいのか皆目見当がつかなかった。一方で、仕事量は増加し、この状態で経営幹部になっても、すべての視点を考慮した戦略や問題解決の提案ができるかどうか疑問に感じた。

ワシントン大学の医療経営学修士課程では、「ジェネラリスト」としてのトレーニングを受けるために一般ビジネスに必要な「財務学」「経営戦略学」「人事管理学」「情報技術学」と、医療ビジネスに関する「マネジドケア」「医療法」「病院運営学」を履修する。その知識は現場で生かせるようなしくみになっている。そのしくみとは、クラスメートとチームを組んで大学院が提携している病院のなかで経営改善に関連するプロジェクトをこなしていくのである。なるほど、公認会計士ほどの財務知識、人事部長ほどの人事管理知識はないにしても、複数の問題を複数の部署が抱える「問題解決プロジェクト」に要求される最低限の基礎知識は身についていたので、糸口が見えてくる。たとえば、ある科の外来だけ、十分な看護スタッフがそろっているにもかかわらず、現場からは看護スタッフの不足を訴えてきたとする。看護スタッフ内のコミュニケーション、医師と看護師の連携、非効率な看護スタッフの配置が問題なのだろうか。あるいは、病院のスタッフ配置基準が、単なる患者数から割り出して、治療の複雑度を加味していないのが原因かもしれない。調査の結果、この科の外来に二人の看護スタッフが必要になっても、人件費を補うだけの収益が期待できない場合の対応策も考えなければならない。

さて、もしも病院が新たな心臓病センターを建設しようとしたとする。この場合、病院ＣＥＯが中心になってプロジェクトを遂行することになる。ＣＥＯは総合的な見地から構想を練る。その構想にしたがって、各部の部長がさらに詳細な戦略を練るのである。このように、病院幹部の仕事は、大局を把握し、末端を統括する能力が求められるが、これは一朝一夕にできることではない。そこで、将来病院幹部になるために必要な資質を、大学院卒業後のキャリアの早期に模擬重役のようなポジションを与えて病院運営のノウハウを学ばせようというのが、「病院経営フェローシップ」である。

この「病院経営フェローシップ」は医療経営学系大学院卒業後、生涯一回だけ与えられる貴重な制度である。貴重な体験だけに、「病院経営フェローシップ」の競争率は数十倍にも及ぶ。サラソタ記念病院は五〇倍であった。この「病院経営フェローシップ」を取得する最大の利点は、病院経営幹部をプリセプター用語二九頁（指導者）として直接病院経営の指導が受けられ、フェローでありながら病院の重役と同様の待遇を受け、最高レベルの経営会議や経営関連プロジェクトに参加することで、病院運営の全体構図を短期間で体験できることである。まさに、「病院経営フェローシップ」は将来病院経営者となるための「ジェネラリスト育成制度」である。

ワシントン大学医療経営修士学部の前ディレクターであるハプナー（James O. Hepner）博士はフェローシップの意義を次のように述べている。

「病院を取り巻くヘルスケア市場は、年を増すごとに競争が激しくなり、複雑・多様化している。このような環境下での病院経営は、病院全体の経営や運営の流れを把握したうえで、各部門に問題

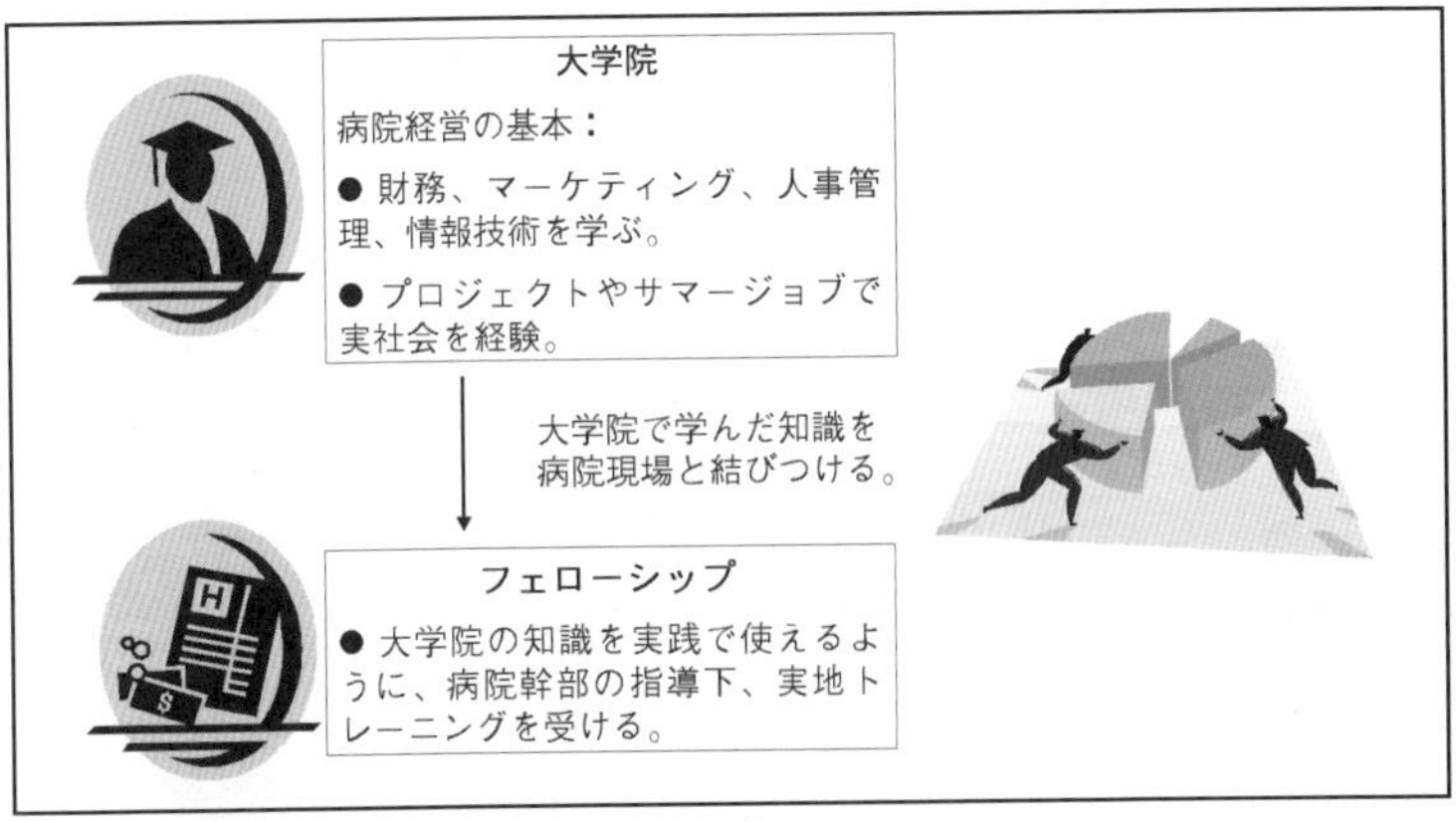
大学院
病院経営の基本：
● 財務、マーケティング、人事管理、情報技術を学ぶ。
● プロジェクトやサマージョブで実社会を経験。
大学院で学んだ知識を病院現場と結びつける。
フェローシップ
● 大学院の知識を実践で使えるように、病院幹部の指導下、実地トレーニングを受ける。
H
$

図1　一貫教育：大学院とフェローシップ

を掘り下げていかなければならない。このような病院経営者の育成を目的とした卒後教育制度である『フェローシップ』を利用することで、病院CEOに必要な能力を早期に身に付けることができる」

## ●○○○○○「病院経営フェローシップ」獲得に向けての厳しい最終面接

筆者はクリスマスも近い一九九八年一二月にサラソタ記念病院での最終面接に臨んだ。フェローといえども病院の経営幹部とともに行動するため、最終面接は、病院CEO、COO用語一二頁、VPs用語三二頁など病院幹部と一対一の面接が課せられる。フェロー候補者は一日で平均五人から一〇名前後の病院幹部の面接を受けることになる。早朝から面接が始まり、ビジネスランチ、そして夕方まで面接は絶え間なく続けられる。筆者も、CEOも含めて経営幹部たちとの面接を受けたが、重役クラスといっても、フレンドリーな状況で面接は進められた。最終候補者として選ばれるためには、何を自分がしたいか、自分は何をサラソタ記念病院に貢献できるか、さらに、なぜ面接官は他の候補者でなく筆者を選ばなければならないかなど、付け焼き刃では太刀打ちできない質問が浴びせられた。また、候補者に対しても、質問の機会が与えられた。この質問も採用決定への影響度は高い。単に「今後の病院の戦略はどのようにお考えですか」ではなく、「この病院は患者の季節変動が高く、冬はメディケア患者が増え、とくに心疾患患者が増えるように思いますが、それに対してどのように対応されてますか」など、調査に基づいた質問を、前もっていくつか考えて置くことが、合否に結びつくようだ。

選考基準は病院ごとに多少違ってくるであろうが、ここでは筆者が晴れてサラソタ記念病院にフェローとして勤務したとき、翌年のフェローの選考委員会に携わった体験に基づいた選考基準を紹介する。

サラソタ記念病院の求めるフェローの資質

- ■大学生時代のサマージョブと志望動機の一貫性。
- ■サマージョブ以外の病院経営に関連する仕事の経験。
- ■サラソタ記念病院の教育への投資が、候補者の将来設計に貢献するかどうか。
- ■候補者がプロジェクト参加・立案を積極的にできるかどうか。
- ■ユーモアセンスがあるか。

## ○●○○○○○　フェローの自主性に任されているフェローシップ

筆者のプリセプターはサラソタ記念病院の当初のＣＥＯであったコバート（Michael H. Covert）氏であった。コバート氏との最初の面談では、フェローの役割と教育トレーニングの概略を説明された。そのなかで印象的だったのが、フェローだけに与えられる経営最高会議、取締役会議、各部署会議からスタッフミーティングを含むすべての会議への出席許可である。これは、フェローだけに与えられる特権である。コバート氏は病院経営を理解するうえで、各種の会議への参加は重要な意味を持つので、優先して出席するようにと強調された。

さらに、コバート氏からは「フェロー制度を最大限に利用して、将来のキャリアにプラスになるよう、フェロー自らフェローシップの計画を立案すること。その計画の遂行のためには一〇〇パーセント協力する」という力強い言葉が返ってきた。

筆者はフェローシップ終了時点で、臨床・非臨床にこだわらず、総計六〇種類以上の会議に参加していた。コバート氏の提言どおり、会議の出席は病院経営の全体像を理解するうえで、重要な役割を果していたことを実感した。

一九九九年七月五日の独立記念日の翌日から、かねてからの念願が叶って病院経営フェローとしての生活が始まった。一日め出勤してみると、筆者のオフィスは、重役室が並んでいるフロアの一つを割り当てられていたことに驚いた。机の上には、年間スケジュール帳と病院の社員名簿が置いてあった。ほっとする間もなく、重役室担当の秘書が、数人の重役たちとの個別面談はキャンセルされたので改めて筆者自身が面談のアポイントを入れるように言われた。一日めから、先に述べた部課長クラスとの面談プロセスは始まっていたのである。数人の部長との個別面談のスケジュールはあらかじめ予定されていたが、変更や新たな面接の設定は筆者に任されていた。電話を恐れていては、何も始まらないので、大きく深呼吸して部課長の秘書や本人にアポイントの電話を入れる。不在なら、ボイスメールと呼ばれる留守番電話に用件を録音する。電話を切ったと同時に、ボイスメールを聞いた先方から電話がかかるが、瞬時に先方の名前が聞き取れない。焦りとどもりでわかりにくい英語を話してしまうが、アメリカ人たちには「落ちついて話してくれたら、わかるから」と逆に励まされた。

## ○○●○○○○　フェロー教育のステップ

フェローとして最初に課された課題は、組織全体を把握するために、臨床・非臨床部門を取り仕切る七〇名の部課長クラスと、個別面談を行なうことであった。この課題によって、各部署の役割や方針、戦略ゴール、障壁などが理解できた。そして、すべての面接を終えると、各部署の役割だけでなく複数の部署間のつながり、さらに病院運営と各部門の関わりを把握することが目的であったことが理解できた。また、この面接はフェロー教育の次のステップである「プロジェクトの立案」

に役立てるための前準備でもあった。プロジェクト立案については、後述する。

## ○○○●○○○　フェローの一日

### 会議で始まり会議で終わる毎日であった。

通常、経営幹部の関与する会議は朝の七時半から始まる。夜も六時から八時まで別の会議がある。病院の状況を正確に知るためには、さまざまな会議に出席することが肝心である。ちなみに次頁に示す表1は、筆者の日課の一部である。筆者は、会議出席を第一目標に置き、その合間にプロジェクトをこなしていった。両方を同時にこなすことで、組織の問題点の把握と、その問題解決に対する能力が、確実に身に付いていった。経営者会議でも、筆者に意見があれば発言の機会が与えられ、経営幹部はその意見を尊重してくれた。そのうえ、経営幹部会議で浮上した問題の解決に、いきなり新しいプロジェクトをその場で課されたこともあった。プロジェクト終了後は、経営者会議でプレゼンテーションの機会も与えられ、フェローといえどもエキサイティングな経験であった。

さて、会議の出席、プロジェクトをこなすうえで、いちばんの障壁になったのは、アメリカと日本のシステムの違いであった。たとえば医師の雇用体系、病院のマネジメントチーム用語一二三頁とボードメンバー（Board Member：取締役）の関係（第6章参照）など、語学の問題を超えて自分なりに意味を消化するのに時間を要した。英語は理解できても、何を意味するかがわからない日々が続いた。

表1　病院経営フェローの一週間の日程

| | 月曜日 | 火曜日 | 水曜日 | 木曜日 | 金曜日 |
|---|---|---|---|---|---|
| 8時 | ■糖尿病教育マネージャーとプロジェクトの打ち合わせ | ■清掃部スタッフ会議 | ■フェローの定例プレゼンテーション | ■医師資格審査検討委員会 | ■医療スタッフ会議 |
| 9時 | ■経営幹部会議 | | ■疾患マネジメント・プロジェクトの打ち合わせ | ■ボード戦略会議 | |
| 10時 | | | | | ■糖尿病患者教育クラス見学 |
| 11時 | ■総婦長と看護プロジェクトの打ち合わせ | | | | ■薬剤部会議 |
| 12時 | ■ボードミーティング | ■マネジメントトレーニング | | ■倫理委員会会議 | |
| 1時 | | | ■放射線科スタッフ会議 | | |
| 2時 | | ■看護ディレクターと看護プロジェクトの打ち合わせ | | ■ＣＥＯと定例フェロー計画評価会議 | |
| 3時 | | | | | ■糖尿病プロジェクト打ち合わせ |
| 4時 | | | | | |
| 5時 | | | | | |
| 6時 | ■医療関連戦略会議 | | | | |

しかし、そのたびに手当たりしだい、よくわからない言葉の意味を病院スタッフに尋ねるうちに、少しずつ「点」の知識が「面」に広がっていった。そして、日本で語られているアメリカの病院運営の情報が、いかに偏っていたかも実感した。

## ○○○○●○○　日本では経験できない貴重な体験

会議のみならず各種トレーニングへの参加特権も与えられており、時間の許す限り参加した。そのなかでもっとも印象に残ったのは、パートナーシップを組んでいる病院の幹部たちとの一泊二日の戦略会議であった。一日めの夜は、夫婦同伴のパーティが催された。重役の配偶者は、じつに社交的でユーモアのセンスを持っている。アメリカのパーティ学を学ぶよい機会となった。その他、メディアのインタビューや発表会に備えたボードと病院経営幹部クラスのメディア・トレーニングからもメディアに対するノウハウを学んだ。一二秒間で自分の感情を伝えるインタビューの受け方から、効果的な言葉の使い方などを実践さながらの講座内容であった。

病院機能評価調査（ＪＣＡＨＯ）用語二二頁の三日に渡る調査も、実際の調査官に従い、調査の実状を直接見る機会が与えられた。電話帳二冊ほどの厚さのマニュアルに書かれてある条項にしたがって進められることは知っていたが、調査官の質問内容や、調査のポイントを理解するうえで非常に役立った。

さらに、重役扱いは部屋だけではなかった。重役に割り当てられる時間外緊急対応の病院代表者(Administrative On Call)の役割も二か月に一回、一週間単位で回ってきた。具体的には、週末(土・日)と、平日の夕方五時から翌朝八時まで、当直スタッフで対応できない問題、緊急報道に対する声明、天災時などに病院の代表者として適切な指示を与える任務を持っている。担当の週の一日前に病院のオペレーターから、筆者の緊急連絡先電話番号、携帯電話やポケットベル番号の再確認電話が入る。これが割り当てられた週はいつも不安であった。

ある土曜日の午前中、病院のオペレーターから入院患者の家族が怒り、病棟スタッフも手におえないので、その家族に電話してほしいという。筆者がその家族に電話をし、サラソタ記念病院の緊急時病院代表者と名乗るや否や「What the hell's with your hospital!(いったい君の病院はどうなっているんだという意味の砕けた言い方)。僕はメディアに病院の悪行を暴露できる」との言葉が返ってきた。とにかく、先方から詳しい原因を聞き出すように、病院の非を認める表現を避けつつ、相手に理解を示す口調で会話を進めた。詳細は割愛するが、患者の病態を知りたい家族と、詳しい様態は担当医からでないと言えないと主張する病棟スタッフに痺れを切らしていた患者家族。筆者は病棟の責任者に電話で、病院のポリシーを超えない範囲で患者の様態を担当の看護師から説明することが可能かを確認し、担当看護師にも直接連絡して患者家族とのやり取りを説明した。その後、患者家族が納得したことを確認して、この経過を、看護部長にレポートして終了した。

その他、重役たちは順番で毎月開催されるマネージャー以上を対象とした会議の進行役を務める。筆者も、二回進行役を務めた。マイクを持ち、メモを片手に、会議を進行していく。正確な英語より、議題、スタッフ名を正確に発音することに重点を置いて、メモには重要ポイントの英語の横にカタカナも書いておいた。二回目の会議の終わりころ、緊張のあまり、病院ＣＥＯの最後のコメントのコーナーを飛ばして「これで会議を終わります」と言ってしまった。ＣＥＯのフィンレイ（G. Duncan Finlay）氏が「僕を忘れてもらっては困る」と笑いながら話されたことを今でも覚えている。

アメリカでは、重役や医師たちをファーストネームで呼ぶこともある。しかし、日本人の筆者には、ファーストネームで呼ぶことに抵抗があり、ときには筆者一人だけが彼らを「Mr, Ms, Dr,」と名字で呼び不自然であったこともある。ある重役に「Mrをつけて呼ばれると、自分が年老いているように聞こえるからファーストネームで呼んでくれ」と注意されたこともある。今では、臨機応変に使い分けしているが、文化の違いを実感したエピソードである。

このような、貴重な経験を何の制限もなくフェローに体験させる教育制度に感心した。さらに、アメリカ人と同様の語学のレベルに達していない筆者に対し、アメリカ人と同様に扱うアメリカの寛大さにも驚嘆した。

### ○○○○○●○　プロジェクトの参加と提案

一言にプロジェクトといっても、そのプロジェクトに関わる部署と問題は多種多様である。これを一つにまとめ、プロジェクトを企画立案して達成するには、冒頭で述べたジェネラリストの素質が求められる。筆者も実際に、コスト削減と収益産出の両方を満たす八つのプロジェクトに参加した。この八つのうち、糖尿病の疾患マネジメントは実際にプロジェクトの企画運営から達成まで、切り回した。ここでは、各種プロジェクトの詳細は省略するが、筆者の興味を引いた「複数部署間アプローチ」と呼ばれる問題解決法を紹介する。

表2　筆者がフェローの時に参加したプロジェクト

- 糖尿病疾患マネジメントプログラム構築
- マグネット病院制度（アメリカ看護師協会主催）取得のための内部アセスメント
- 外国人患者受け入れプロジェクト
- 医療保険に対する保険請求業務の改善
- 心臓バイパス手術の患者予測プロジェクト
- 病院債ランク付け再評価
- 病院ホームページ再評価プロジェクト
- 病院幹部に対するヘルスケア・トレンド研究発表会

### 「複数部署間（Multidisciplinary）アプローチ」による問題解決法

プロジェクトを遂行する際、複数部署がプロジェクトに関わる場合は複数部署間アプローチが有効である。

この方法は、モデレーター（Moderator）と呼ばれるプロジェクト進行役が中心となって、各部署の代表が会議に出席して自由に意見を交換しながら問題を解決する。特徴的なのは、各部署の部長など最高責任者が代表で集まるのではなく、現場担当者が代表者になっていることである。

ここで、討論された解決策は、経営幹部会議の前段階会議で討論され、早急な判断が必要とされると、経営幹部会議へ議案が上げられ、迅速に問題解決がなされるようになっている。

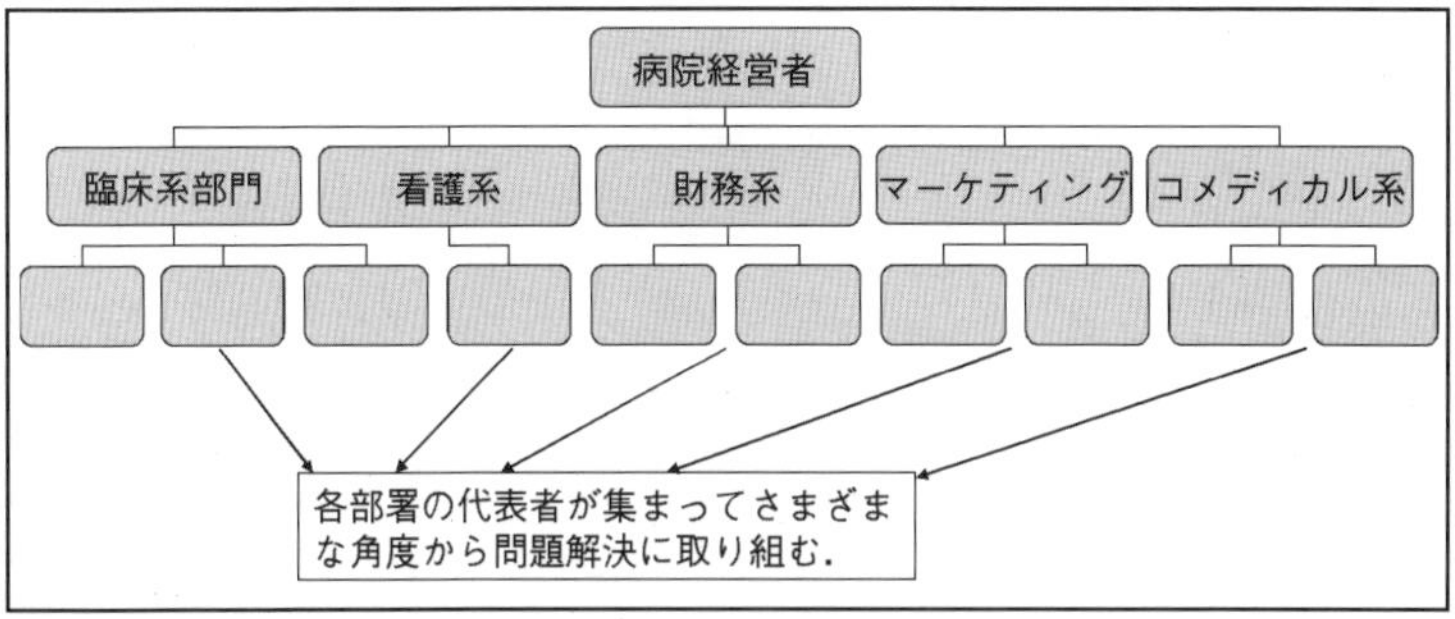


図2　Multidisciplinaryアプローチによる問題解決法
複数の臨床、非臨床部門が一体となって委員会を形成して包括的な問題に取り組む。

## ○○○○○○● 総括「若い人材への投資」

外人である筆者にフェローシップの機会を与えて下さった当初のサラソタ記念病院CEOであるコバート氏は、筆者がフェローだった時に、CEOの交代の激しい首都ワシントンDCの「ワシントンホスピタルセンター」CEOとして転職され、現在も同病院で活躍中である。このコバート氏が前半の半年間、その後は現在のCEOであるフィンレイ氏が筆者の指導に当たってくださった。

このフェローシップ制度を終えてみてわかったことだが、フェローシップの目的は、将来病院経営者をめざす有能な若い世代の育成に尽きると思う。サラソタ記念病院の病院経営フェローシップは、フェロー終了後、同病院に留まることは許されていない。同病院にとってフェロー制度は、将来を担う若い人材に対する「投資」なのである。現在、筆者は病院経営フェローシップの経験を生かして、ワシントン州のセント・ジョンメディカルセンター（St. John Medical Center）で、ビジネス・デヴェロップメント・アナリスト（Business Development Analyst）として働いている。日本でもこれからの病院経営は、組織全体を捉えることのできる「ジェネラリスト」の存在が求められるであろう。

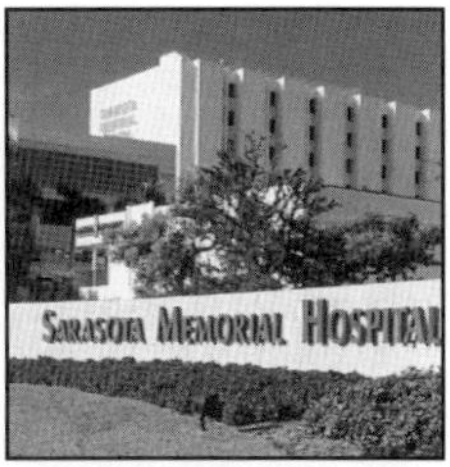


# 第3章

## 病院の最高経営責任者（Chief Executive Officer：CEO）
## 「医師経験者とビジネス出身者の病院CEO」

日本の製薬企業で働いていたころ、アメリカの病院長はビジネス出身者であるらしいという話を聞いていた。日本では、通常、病院長は医師であることが条件であるため、アメリカの医師免許を持たない病院長の存在に興味を抱いていた。

渡米後、ワシントン大学大学院で病院経営学を学び、卒業後、病院経営フェローとしてサラソタ記念病院ＣＥＯ用語一一頁（病院長）や病院経営幹部とともに行動してみると、病院長にビジネスの知識が必要とされる理由が理解できるようになった。

日本ではあまり語られていないが、一九六〇年代までは、アメリカも「出来高払い」の医療の黄金時代が存在した。その時代の病院は、量中心の経営によって運営されていたので、経営の戦略も単純であった。しかし、「ＤＲＧ用語一四頁（Diagnosis Related Group：診断群別包括支払い方式）」や「マネジドケア（Managed Care用語一三頁：管理医療）」の出現によって病院経営戦略も複雑化し、その結果、病院ＣＥＯも他産業と同様に、経営戦略、人事、財務、情報管理面に対して幅広い経験を持つ人材が求められるようになったのである。

しかし、アメリカでも「病院は人の命を預かるので、他の産業のように営利に走ってはならない」と論議されている。一方で、利益が出なければ、営利・非営利病院も倒産するのがアメリカである。そのためには、医師免許保持者・非保持者にかかわらず、病院ＣＥＯは「財務面」と「医療の質」のバランスを考えて、病院運営に従事しなければならない。

この章では、現在アメリカの病院ＣＥＯの職務内容と、求められる資質について紹介する。

## ●○○　病院ＣＥＯの職務

筆者が病院経営フェローとして勤務していたサラソタ記念病院は、フロリダ州サラソタ地区の基幹病院であり、八四五床の非営利病院である。さらに、治験センター、心臓病センター、日帰りオペセンター、在宅センター、ナーシング施設を併せ持つ総合医療施設である。同病院の当時の病院ＣＥＯはコバート氏で、現在の病院ＣＥＯはフィンレイ氏である。

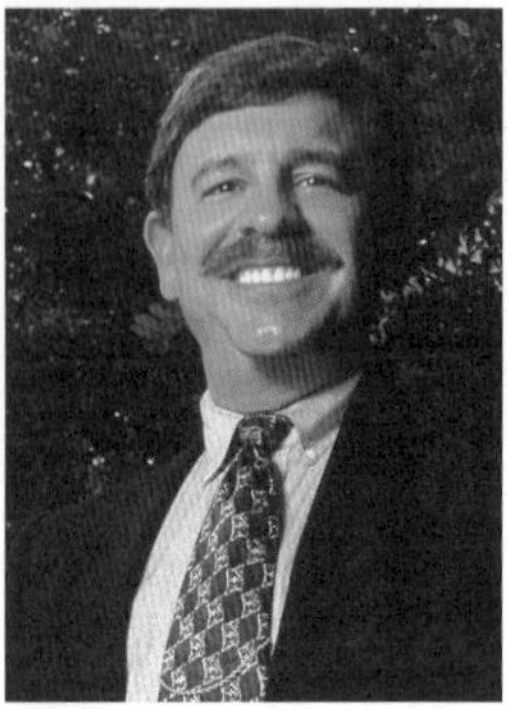
コバート氏

コバート氏は、アメリカでは一般的な「医師の資格を持たない病院ＣＥＯ」である。アメリカの複雑な医療環境が、病

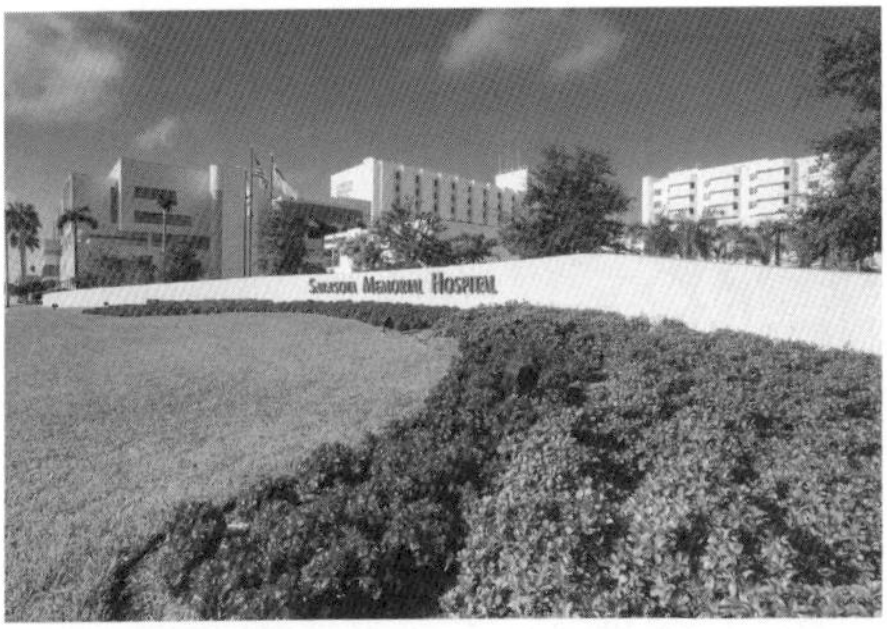

サラソタ記念病院の遠景

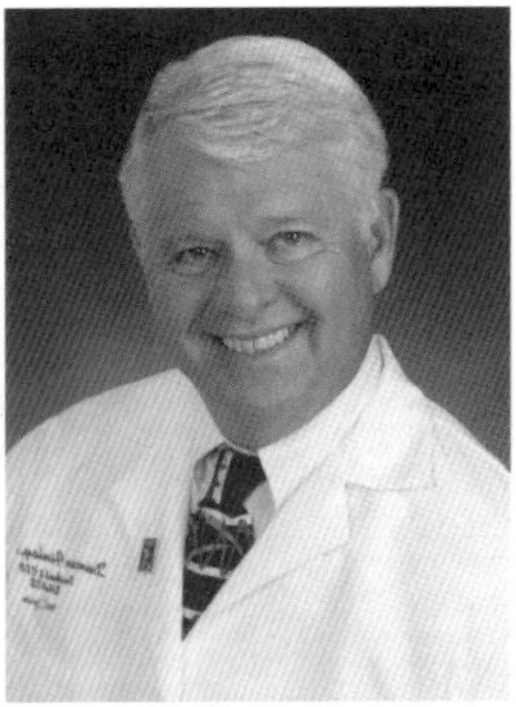

フィンレイ氏

院経営専門のＣＥＯを生み出したのである。コバート氏の週間予定表によると、臨床系会議が一七回、非臨床系会議が二九回、一日平均二・二回もの会議に参加していることになる。ＣＥＯは会議ごとに自分の意見を発言し、それに対して出席者から鋭い質問を受ける。

たとえば、臨床系会議で最近話題になったのは、直接手術にたずさわる医師と看護師以外の手術室要員（看護師とテクニシャン）に対し、病院として年間六〇ドルを支給する代わりに手術着の自費購入と洗濯も自己負担で行なうように提案したことだ。これに対して、医局部長会議、看護部長会議で反対意見が出されたが、コバート氏は他の病院の動向、病院の経営状況の説明を明確に行ない、各担当者たちの説得に当たり、可決に結びつけた。

経営系の会議では財務諸表を基にして、利益の投資運用の仕方を、病院のボードメンバー用語一〇頁に説明する。専門の投資ブローカーと契約して資金運用を行なっていることの説明に対し、リスクに関する質問などが飛びかうが、すべてデータを基に説明を行なう。ボードメンバーは病院ＣＥＯに対しての質問

**Mike Covert's Sample Monthly Calendar Format**

| Monday | Tuesday | Wednesday | Thursday | Friday | Saturday |
|---|---|---|---|---|---|
| 8:30 a.m. Calendar Review<br>9 a.m. Make rounds<br>Noon: Pathology Section meeting<br>1 p.m. Office time 1 | 8 a.m. Radiology or ECC physicians<br>9 a.m. Board committee meetings (rest of day) 2 | 8 a.m. Visit directors and departments<br>10:30 a.m. HealthCare Sarasota<br>12:30 p.m. Century Foundation Executive Committee 3 | 9 a.m. Board committee meetings (rest of day) 4 | 8 a.m. Chief of Staff<br>9 a.m. Board chairperson<br>Noon Staff lounge rounds<br>12:30 p.m. Medical directors<br>2 p.m. Office time 5 | 8 a.m. Surgical section<br>9 a.m. Orthopedics 6 |
| 8 a.m. Make rounds<br>11 a.m. Peds section<br>Noon: President's Council<br>5:45 p.m. Physicians Operating Board 8 | 8 a.m. Ambulatory planning<br>10:30 a.m. Finance Division<br>11 a.m. HR Division<br>Noon: Medical section<br>1 p.m. Direct report (1 on 1)<br>2 p.m. Direct report (1 on 1)<br>3 p.m. Direct report (1 on 1) 9 | 7:30 a.m. Directors' Group<br>10 a.m. Budget review<br>11 a.m. Office time<br>6 p.m. Physician-Hospital Organization Board 10 | 8 a.m. through 3 p.m. - Meetings with Sarasota County Public Hospital Board members 11 | 8 a.m. Board member<br>9 a.m. Board member<br>10 a.m. Board member<br>11 a.m. "Open Office"<br>1 pm. Office time 12 | 13 |
| 8 a.m. Mgmt. Council<br>9:30 a.m. Admin. Calendar Review<br>11 a.m. Peer review<br>1 p.m. Board meeting<br>4 p.m. Office time 15 | 7:30 a.m. OB/GYN physicians<br>10 a.m. Professional/ Support Services Division<br>Noon: University Club Executive Committee<br>1:30 p.m. Outside meetings 16 | 9:30 a.m. Patient Care Operations<br>• Other scheduled meetings 17 | 7:30 a.m. Community Health Corp. (Quarterly)<br>8:30 a.m. Pulmonary Council physicians<br>12:30 p.m. Cardiology Section<br>2 p.m. Outside mtgs 18 | 8 a.m. Chief of staff<br>9 a.m. Board Chairperson<br>1 p.m. Office time 19 | 20 |
| 8 a.m. Make rounds<br>Noon: President's Council<br>5:30 p.m. Medical Executive Committee 22 | 7:30 a.m. Board breakfast<br>Beginning at 9 a.m. and continuing throughout the day: 1-on-1 meetings with seven direct reports 23 | 9 a.m. Medical Division meeting<br>• Other scheduled meetings 24 | 8 a.m. Nursing's Administrative Supervisors<br>9 a.m. Patient Care Strategy<br>4:30 p.m. University Club Board 25 | 11 a.m. "Open Office"<br>1 p.m. Office time 26 | 27 |

サラソタ記念病院ＣＥＯ時代のコバート氏の予定表
（サラソタ記念病院週間スタッフ新聞より）

に躊躇はない。この例は、コバート氏に限ったことではなく、他の病院ＣＥＯも同じ立場に置かれている。

この背景には、病院も経営難に陥ると閉院、合併・買収に追い込まれるというシビアな現実があり、それを避けるために、あえて病院ＣＥＯは困難な問題解決をボードに提案し、承認を得るのである。言いかえると、病院ＣＥＯは病院を正しい方向に導くために、常に病院組織を説得していかなければならない。病院内部の運営のみならず、また病院外部とのパートナー・シップの構築によっても経営の安定化を保っている。たとえば、外部組織との人脈構築のために、サラソタ地区の他産業の経営者や商工会議所主催の会議に、時間の合間を縫って出席している。このように、アメリカの病院ＣＥＯは、病院といえども組織の運営に多忙な毎日を送っているのである。

## ○●○　病院ＣＥＯは「医師」か「非医師」のどちらが適切か

現在のアメリカ病院ＣＥＯの「医師」と「非医師」の割合を、アメリカ病院協会に問い合わせてみた。厳密な統計調査は実施されていないので、正確な割合は不明であるが、医師の病院ＣＥＯは一〇％未満であろうとの返答であった。九〇％以上が非医師の病院ＣＥＯで占められていることになる。仮に、医師が病院ＣＥＯであっても、病院運営に時間を取られて、診療に従事することはほとんど不可能なのが現実である。その例が、現在サラソタ記念病院の「医師免許を持つ病院ＣＥＯ」であるフィンレイ氏だ。同氏は、診療には携わってはいない。就任前は同病院で医務部長（Chief Medical Officer：ＣＭＯ用語一二頁）だった。医務部長も、病院の運営に深くかかわる職種である。同氏は医療関連業務部長に就任と同時に診療から離れ、医療関連業務に専念していた。筆者は、医師免許を持つＣＥＯや医務部長たちに、診療に携わる意志の有無を尋ねると、答えは「病院の運営に多大な時間を要するので診療のための時間は取れない」との返答が返された。

　医師でない病院ＣＥＯが大半を占めるアメリカ社会でも、非医師の病院ＣＥＯに対して疑問視する声もある。ビジネス業界の経営者は、患者に対しての治療よりも、経営に重点を置くので「医療の質」が低下するなどの批判も多い。筆者も「医師と医師でない病院ＣＥＯのどちらが病院経営に良いのか」との質問を受ける。しかし、根本的な論点は病院を取り巻く環境の変化であり、質問そのものに無理があるように感じる。次の文は、医師の病院長を求めるやり取りとして、興味深い記事である。

医師であるブジャク（Bujak）氏（アイダホ州、クーテナイ（Kootenai）メディカル・センターの医務部長）は最近某病院の戦略会議に出席した際、その病院のボード・メンバーから現在の病院ＣＥＯの二〇〇〇年の退職に先立って、次の病院ＣＥＯ候補は医師免許所有者を選ぶべきかどうか聞かれたそうだ。ブジャク氏は後日以下のような返答を送った。

「ほとんどの病院では、医師が病院ＣＥＯを勤めるほうがよいと考えられている。その理由は以下の通りだ。

一、病院のビジネスの中心は患者の治療であり、経営のトップは医療を理解しているほうがよい。

二、臨床医に病院運営を理解してもらうには、ビジネス出身の病院ＣＥＯより医師出身の病院ＣＥＯのほうが容易に話が進む。

三、経理面からみて、医師の行為がいちばん経営や運営に関係している。

四、医師の文化や医師の支持を得ることが、地域の病院として成功を収める＊」

（＊アメリカの病院は、大学病院や連邦政府の経営する一部の病院を除き、医師個人が自分の患者を治療するための、いわゆる施設貸しのような形式を取っている。日本のように直接医師と雇用契約を結んでいるわけではない。詳しくは第5章を参照のこと）

しかし、もっとも重要なことは「病院の置かれている環境は常に変化し、複雑になりつつある。この環境下では病院ＣＥＯはリーダーとしての資質を持つか否かが重要」とコメントしている。

ブジャク氏の提案する病院CEOは、次にあげる能力が必要とされる。

■トップに立って病院の運営に当たるとともに、代表者として組織を見守れる資質を持つこと。
■目標にかなうようにリーダーシップを発揮しなければならない。そのためには、マネージャたちがしばしば目先の運営に焦点を置いている場合、病院CEOはもっと将来を踏まえた方向にマネージャ達の考えを軌道修正するように説得する能力が必要。
■問題を解決する場合、トップダウン方式でなく、柔軟性と創造力を持って解決を行えること。

ブジャク氏自身、医師の病院CEOに関する直接の回答は避けているが、要は「医師」「非医師」の問題より、前記の条件を備えているか否かが、病院CEO候補として重要な鍵を握ると訴えている。筆者もブジャク氏の意見に賛成である。

さて、ここでこれまで述べてきたアメリカの病院CEOを作り上げてきた歴史的背景を、病院の進展とともに触れてみたい。

**一九五〇年以前**

■医師の多数は開業医。外科治療を除き、担当患者のすべての治療を二四時間体制で担っていた。
■経営・運営より治療の時代。「出来高払い」が主流。
■一九四六年、アメリカの病院数は一七八二。

## 一九六〇年初期「医療の黄金期の到来」

■専門医の増加や、数人の医師でグループ診療所を経営する傾向が増え出した。そのおもな要因は、

一、アメリカ社会全体が、仕事の専門性のみならず、「医療の質」とのバランスを意識しはじめた。

二、医療技術の進歩により、専門性が要求されるようになった。そのため、専門医（スペシャリスト）と一般医（ジェネラリスト）の二極限化が進みはじめる。また、最新治療技術の維持が必要になった。

■医師の主要な収入源は大きく二つに分けられ、財務処理はきわめて単純であった。

一、患者個人による支払い。

二、ブルークロス・ブルーシールド用語一〇頁（Blue Cross/Blue Shield：民間医療保険会社の一つ）や小規模の医療保険会社による支払い。

## 一九六六年

■「メディケア用語二五頁（Medicare：老人医療保険）」と「メディケイド用語二四頁（Medicaid：低額所得者の医療保険）」の設立。これらの連邦政府、州政府介入の医療保険の導入により医師たちは患者診療における規制が敷かれると同時に、政府に規定通りの支払請求をすることが必要になった。結果的に、患者に対しての請求、財務面が著しく変化する。さらに政府のメディケアでカバーされない治療については民間の保険がカバーするようになり、事務処理が複雑化してきた。患者数も増え、医師個人

で治療や事務処理まですべてこなすことが、困難になってきたために、受付や事務の担当者を雇いはじめた。そこで、事務経費を抑えるために、複数の医師で診療所を設立する動きが活発になった。

■投資家が設立する営利病院が出始める[三]。

## 一九七〇年初期

■インフレによるオフィスの賃貸料の値上げ、医療過誤保険の支払い額の増加、心電計など医療電子機器の購入費など財務管理がさらに必要になる。

## 一九七三年

■マネジドケアの基本となる「ＨＭＯ[用語一九頁]（Health Maintenance Organization）」が誕生。医師たちはＨＭＯと契約する（スタッフ・モデル）ことで、患者を確保するようになった。保険会社によって、契約内容、治療指針が違ってくるために、このころから医師の所属方式に変化が出はじめる。ＨＭＯと医師の契約関係は次の三つに代表される。

■「スタッフ・モデル」は、ＨＭＯ発足時の最初のモデル[四]。ＨＭＯが直接医師を雇っている。ＨＭＯの医師は、自分の雇用されているＨＭＯの患者に限定して治療する。

■「グループ・モデル」は、ＨＭＯは直接医師を雇用するのではなく、大規模のグループ・プラクティス（Group Practice）組織と契約して医師を確保する。医師は、グループ・プラクティスの組織から報酬を受ける。

■「ＩＰＡ・モデル」は、開業医や小規模のグループ・プラクティスに属する医師がＩＰＡ用語二一頁組織（Independent Practice Association）に加入している。開業医とＩＰＡ間では雇用契約はない。ＩＰＡの医師は、複数のＨＭＯの患者治療も可能[五]。現在ではＨＭＯの八〇パーセントが「グループ・モデル」と「ＩＰＡ・モデル」である。

## 一九八〇年初期「医療の黄金時代の閉幕」

■ＰＰＯ用語二八頁（Preferred Provider Organization）が設立される。医師と病院がＨＭＯとの契約時、治療に対しての支払いリスクを避けるために設立した保険制度である。

■医師は前述のごとく、最大で「メディケア」「メディケイド」「ＨＭＯ」「ＰＰＯ」と四種類の保険を取り扱うことになる。

■このころまでが、アメリカ医療の黄金時代である。医療費（図3）と病院における治療費（図4）が急速に増加している。医療費抑制の効かない状況下で、病院と医師からの膨大な支払請求に応じる民間医療保険会社と連邦・州政府。民間医療保険会社は収入を確保するため、保険加入者である企業に対して掛け金の値上げを行なう。「メディケア」「メディケイド」は、支払い方式に「ＤＲＧ（診断群別包括支払い）方式」を検討。

## 一九八四年「病院経営の転換期」

■医療費抑制のため、メディケアにＤＲＧが、病院の入院治療に対して採用された。メディケア患者の入院は効率が求められるようになった。まさに、アメリカでの病院経営の転換期である。これを機にHMOも、医師、病院に対して医療費支払いの規制を強化した。

## 一九八〇年後期

■医療費抑制政策、医療技術のさらなる進歩により、これまで入院が必要とされた患者が、外来での治療が可能になりはじめ、外来患者数が八〇年台前半から後半で四〇%も増加した。そのため、

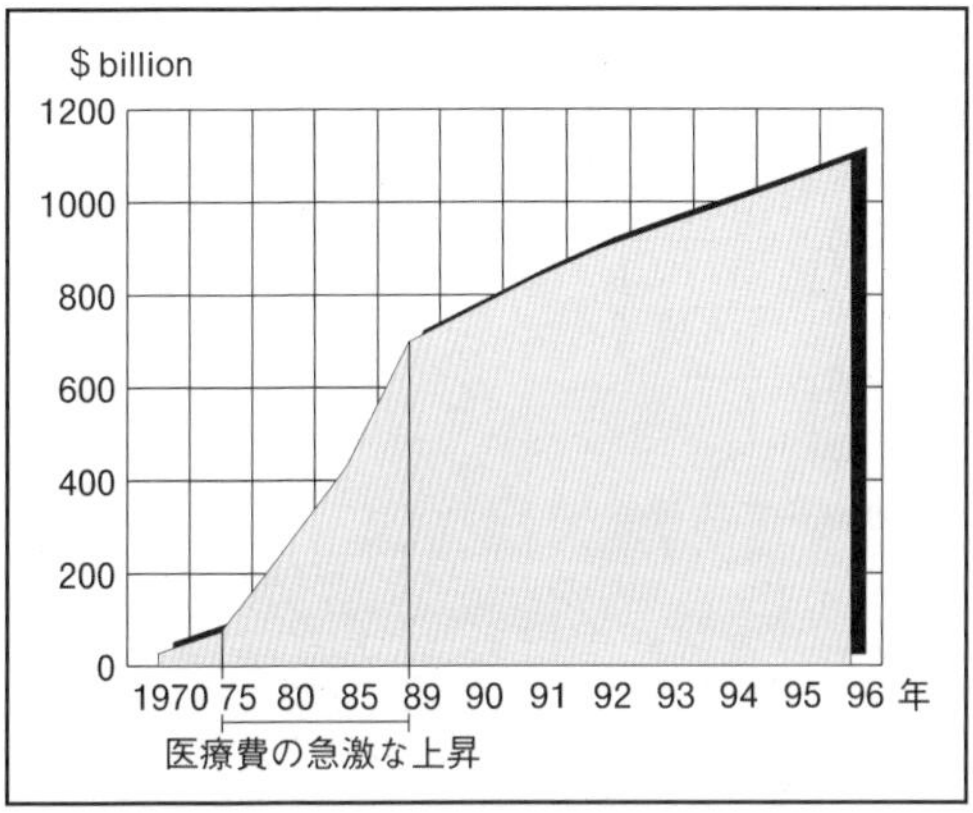


図3　アメリカにおける医療費の変化
（HCFA発表資料 1997）

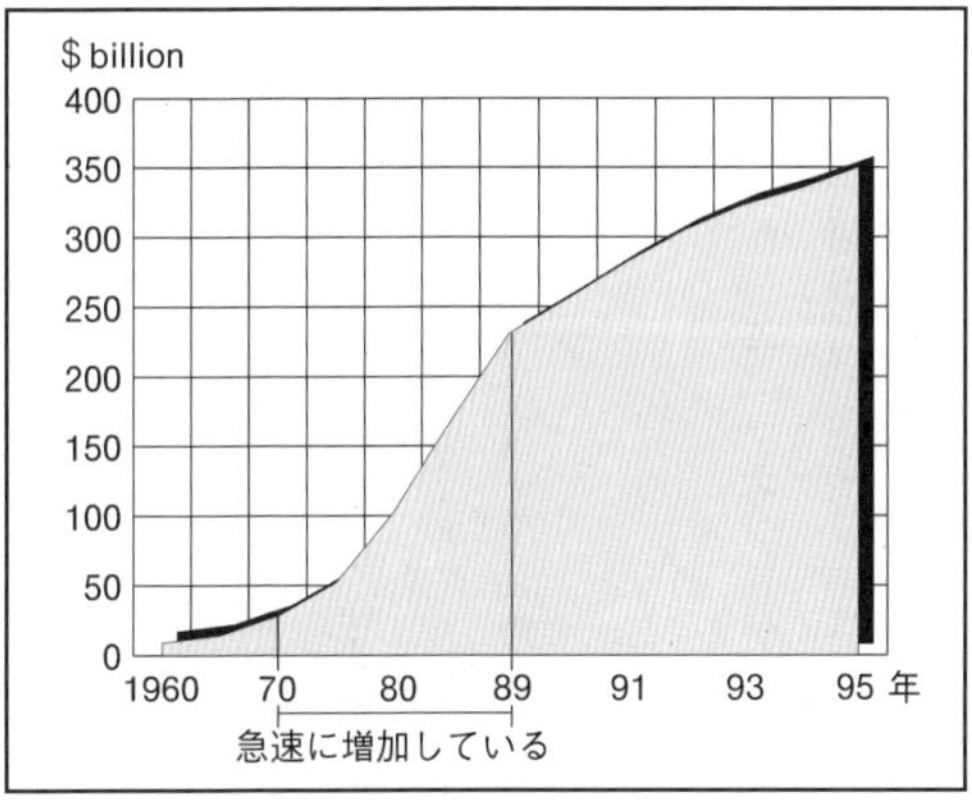


図4　病院における治療費の変化
（Plunkett's Health Care Industry Almanac 1997-98）

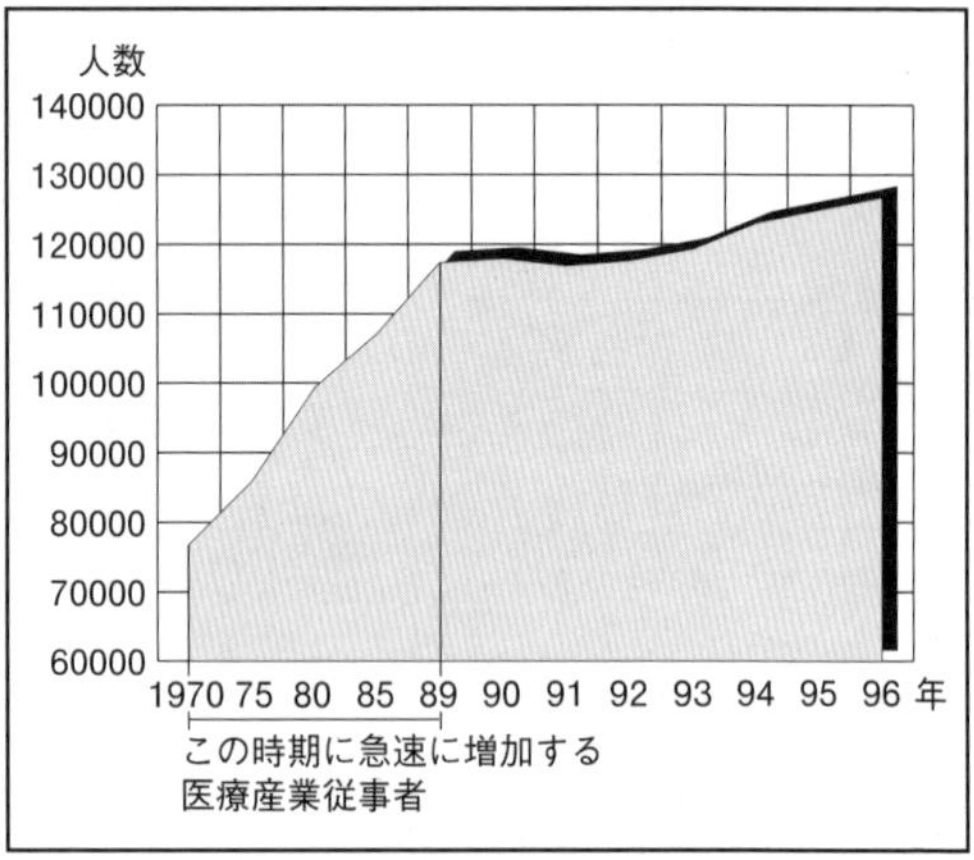


図5　アメリカにおける医療産業従事者の変化
(Plunkett's Health Care Industry Almanac 1997-98)

病院数も四五〇〇から四〇〇〇に減少する[二]。

■一九七〇年から一九八〇年後半において、図3、4、5が示すように、医療費、医療産業従事者、HMO加入者数が急速に上昇している。とくに注目したいのが、一九八〇年前半から後半にかけてHMOの加入者が急増していることである。この現象が、病院経営や医師の存在形態に影響を与えはじめる。

## 一九九三年「マネジドケアの浸透拡大と病院の吸収合併」

■マネジドケアの浸透にともなう病院経営のコスト削減化に激しさが増してきた。病院は引き続き入院日数を減らすために、集中治療に焦点を当てはじめる[二]。

■非臨床面の財務費、購買費を抑え、経営効率を上げるために、複数の病院で形成された組織(Integrated Health System：IHS)用語二〇頁が現われはじめた。IHSは経済効率をあげるとともに、巨大化したIHSは、マネジドケアとの交渉に際し、有利な契約を結ぶことが可能となった。これらの要因によって、病院間の吸収合併が盛んになりはじめる。

### 一九九七年以降「入院から外来治療に焦点」

■ＩＨＳ内で変化が見えはじめた。外来患者の治療の効率化にも焦点を当てはじめた。不採算性の高い科や部門を閉じはじめると同時に、スタッフのレイオフ用語二二頁の実施にも踏み切った。

■情報システムを経営に取り入れ、外来専門施設の強化に力を入れはじめる[七]。最近の傾向として、非営利組織の病院による吸収合併が増加しつつある[八]。

■マネジドケアの影響により、医師は自分の所属していた組織の経営者や民間保険会社の意向の変化により、自分達の組織も吸収合併に巻き込まれたり、あるいは経営方針の変更により、臨床以外に自分の立場を考慮する必要性が出はじめた。

### ○○●　総括「時代の変化と病院ＣＥＯの役割」

最近では、マネジドケアの医療保険会社と契約する企業は、少しでも掛け金を減額しようと、保険会社と企業間で治療に対しての制約を付加したり、マネジドケアと病院や医師たちの間に第三者が交渉役を務める組織も主流になってきた。医療業界に他産業が介入してきているのである。このように複雑な環境下では、病院ＣＥＯは組織の方向性を見きわめて、軌道修正のできる能力が要求される。これがブジャク氏の意図するところであろう。第11章で述べるシカゴのノースウエスタン記念病院は、一九八八年から一九九九年にかけて病院の全面改築に取りかかるが、これに要する資金を一般の市民や企業から募金を集めたり、臨床・非臨床スタッフとの打ち合わせや、ボードメンバーへの提案・承諾まで、病院ＣＥＯに求められるビジネス的手腕は多大である。

たしかに、病院経営には患者を知っている医師の病院ＣＥＯを求める声も無視できないが、臨床を知っているだけで、複雑な環境に置かれている病院の運営ができるとは限らない。時代の流れとともに、病院ＣＥＯに求められる能力も変化しているのである。日本もこの点を明確にして病院運営に当たるべき時代がやってきているように思われる。

**文献**


一、Joseph S. Bujak: Culture in Chaos: The Need for Leadership and Fellowship in Medicine, The Physicians Executive, May・June, pp 7-23, 1999
二、Harry A. Sultz and Kristina M. Young, Health Care USA, Aspen Publishers, Inc.,1997
三、J. Greene and S. Lutz: Multi-unit Providers Survey 1995, Modern Healthcare, 25(21), pp 21,43-49,1995
四、Jack W. Plunkett: Punkett's Health Care Industry Almanac, 1997-98, Plunkett Research Ltd., 1997
五、Peter R. Kongstvedt: Essentials of Managed Health Care: Second Edition, Aspen Publication., 1997
六、Integrated Healthcare Report, AHA, December 1997・January 1998
七、Deanna Bellandi: A year of more and less, Modern Healthcare, Jan 11, pp 48, 1999

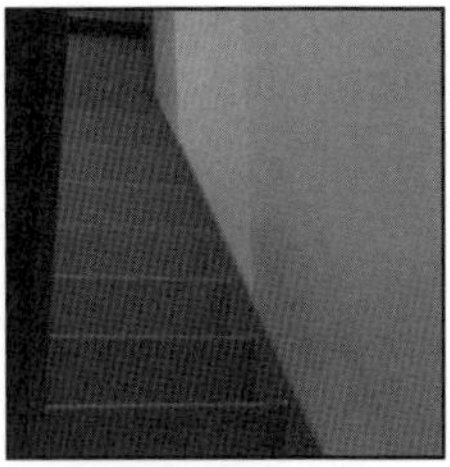

# 第4章 アメリカの病院最高経営責任者（CEO）の転職とCEO採用までの過程

「アメリカの病院CEO（用語一一頁）は、他のビジネス業界のCEOたちと比較すると、もっともタフなポジションである」と言いきったのは、金融業界から病院ビジネスに転職したサラソタ記念病院の内部監査ディレクターである。アメリカの病院CEOは、財務、経営戦略、人事管理、情報システムなどの幅広い知識が要求される。アメリカ国内で、他の産業にも勝る病院CEOが育ってきた理由は、年々厳しさが増す連邦政府の医療費抑制政策や、マネジドケアの市場進出による競争の激しさによるものであろう。それでもアメリカの病院CEOたちは、激しさの増す病院ビジネスに挑戦し続けると同時に、自分たちのキャリアアップにも積極的である。それを裏付けるかのように二〇〇〇年におけるアメリカの病院CEOの転職率は一七％[1]であった。

この章では、アメリカ病院CEOたちの転職に対する考え方、それに対する組織の反応について、実際に筆者が病院経営フェローとして、サラソタ記念病院のCEOの転職から新CEO採用までの一連の出来事を傍観した経験から、述べてみたい。

## ●○○○○○○○　病院ＣＥＯの転職事情

アメリカの病院ＣＥＯたちは、常に「ボード」（詳しくは第６・７章を参照）から実績を監視されている。仮に、病院の経営が急速に悪化して、その状態から脱皮できないようなら、ボードは病院ＣＥＯを解雇して、新たな病院ＣＥＯを採用することがある。そのために、現職の病院ＣＥＯたちは、自分の実績がよいうちに条件のよい転職の誘いがあれば、躊躇せずに転職していく。このように説明すると、アメリカの病院ＣＥＯたちには、条件の善し悪しだけで転職を決心するように受け止められるが、ほかにも理由がある。それは産業構造の変化が、関連しているのである。

近年、病院の吸収合併は一般企業と同様、盛んに行なわれている。統計によると連邦政府に属さない病院（総病院数五〇五八）の一四パーセントは何らかの形で吸収合併劇に遭遇している[11]。吸収された病院は、吸収先の病院のボードの意向に従うことになる。よって吸収先の病院ボードが、吸収した病院の病院ＣＥＯを不要とみなせば、その時点で病院ＣＥＯは解雇される。皮肉なことであるが、病院の経営が良好でも病院ボードはそれを武器として、自分たちの病院を良い条件で他の病院組織に売却することがある。

このような理由から、ＣＥＯは常に緊張感を持って在職中の病院運営にあたっている。仮に合併で解雇されても、それまでの病院の実績がよければ、有利な条件で転職できる。

## ○●○○○○○○○○○　サラソタ記念病院の病院ＣＥＯの転職

当時、筆者の指導者であったサラソタ記念病院ＣＥＯのコバート氏が、二〇〇〇年の一月四日に緊急部課長会議を開き、次の内容を発表した。

「今朝ボードに対し、今年の三月にサラソタ記念病院を退職して、ワシントンＤＣのワシントンホスピタルセンター病院ＣＥＯに就任することを伝えました。そして、この辞職の申し出はボードに受理されました」

発表後、突然の退職表明で場内は混乱したが、転職の多いアメリカではコバート氏の意向を尊重した。そして会議後コバート氏に"Congratulations"と握手を求める姿が、多く見受けられた。

【コバート氏の辞任表明から新ＣＥＯのフィンレイ氏誕生まで】

■一月：コバート氏がボードに退職表明

■三月：コバート氏退職

■四月：Executive Search Firm（九〇頁参照）と契約

■五月：候補者の面接と最終決定

## ○○●○○○○○○○○　転職を決意させたもの

　サラソタ記念病院のボードたちは、今回のコバート氏の転職劇については以前からある程度予想していたようだ[三]。その理由として、ボードメンバー[用語一〇頁]のうちの一人は「通常アメリカの病院CEOたちは、四、五年で転職している。コバート氏は、この病院で八年病院CEOの地位に就いていたので、もうそろそろ転職してもおかしくない。これまでも定期的にヘッドハンターを通じて、他の病院へのCEO転職の誘いがあったであろう。しかし、どの誘いもコバート氏が満足する条件のものはなかったのであろう」とコメントしている。

　しかし、今回の転職を決断した理由は、コバート氏の報酬にも関係していたようだ。サラソタ記念病院は、サラソタ地区の税金の一部が病院運営に使われているので、病院職員の報酬も、サラソタ地区の公務員の報酬を考慮して決定されている。そこで、コバート氏の報酬額について、矛盾が生じてしまう。コバート氏の報酬は、サラソタの公務員のなかで抜きんでてトップだったため、高額の報酬に対して常に地域住民から非難が出ていた。一九九九年のコバート氏の年収は、四二五一万円（一ドル一三〇円として換算）であった。一方で、全米の病院CEOの平均年収は、四三七七万円とされているので、コバート氏の給料は全米平均より下回っていた[四]。フロリダ州における同規模の病院CEOに比べて、約二〇パーセント低く設定されていた[五]。

### ○○○●○○○○○○　転職時、魅力的な報酬を得るための交渉材料：「経験」と「実力」

病院がＣＥＯを募集する場合は、病院が求める候補者の経験、実績が明確に提示される。この提示内容が高度になればなるほど魅力的な報酬が保証されるので、現職の病院ＣＥＯや次期病院ＣＥＯ候補たちは、現場でさまざまな経験と実績を積んでいく。

コバート氏の例をあげてみる。コバート氏はカンザス州ウイティタ地区の地域健康部のヘッドとして勤務後、オハイヨ州立大学医学部付属病院のエグゼクティブ・ディレクター（Executive Director）として転職する。そして、その後にサラソタ記念病院の病院ＣＥＯに就任する。この三つのポジションによって、今回のワシントンホスピタルセンターが求める「大学病院」「公共病院」「地域医療施設」の経営経験をすべて満たしたのである。

### ○○○○●○○○○○　病院ＣＥＯの選抜

アメリカの病院には「ＣＯＯ用語一二頁（最高執行責任者：Chief Operating Officer）」と呼ばれる副病院長に似たポジションが存在する。このＣＯＯが自動的にＣＥＯに就任することはなく、ボードによって、内部候補者あるいは外部候補者を募り、そのなかからＣＥＯが選ばれる。通常ＣＥＯの選出は、半年から一年を要する。また、次にあげた二つの方法から病院ＣＥＯは選抜される。

一、新聞、雑誌、インターネット、病院協会、病院経営学会などの雇用掲示欄を利用して、一般公募を行なう。
二、Executive Search Firm[四]を利用する。

【Executive Search Firm（重役専門の人材紹介業者）とは】
ヘッドハンター的役割を果たす重役レベルの人材紹介業者である。第二次世界大戦後経済の急成長にともない、専門技能をもつ人材の需要が増え、人材紹介業は急速に発展した。当時は雇用者でなく雇用される側が業者に手数料を支払っていたが、今日では雇用者が手数料を負担し、雇用される人材は手数料を払う必要はない。

病院が重役人材紹介業者に支払う金額は契約内容によるが、けっして安くはない。サラソタ記念病院は、今回の病院ＣＥＯ候補者選定のために、重役人材紹介業者へ約一千万円を支払った。しかし、これは高額の投資のようなものである。その理由は、重役人材紹介業者は、ボードが要望する条件を備えた候補者を功績や人物照会を済ませたうえで紹介してくれるので、多大な手間を肩代わりしてくれるのである。サラソタ記念病院は、コバート氏が退職した三月から本格的に重役人材紹介業者と協力して、新ＣＥＯの選抜を開始した。

○○○○○●○○○○　ボードが求める病院ＣＥＯの条件

四月にサラソタ記念病院のボードは、重役人材紹介業者に病院ＣＥＯ候補者の条件を提示し、五月に人材紹介業者は、左記の条件を満たした八名の候補者を病院に提示した。

一、ＣＥＯ候補者に対してサラソタ記念病院が提示する報酬と評価基準
■年俸の上限下限の設定：全米でサラソタ記念病院と同規模のＣＥＯ年俸を基にする。
■病院ＣＥＯの年間実績の評価方式：
・病院の利益率
・病院関連医師たちのサラソタ記念病院に対する満足度、患者の満足度、病院スタッフの満足度スコアの上昇度
■病院取締役会が掲げる目標に対する達成度
■地域医療に対する貢献度
二、候補者に要求するこれまでの経験
■非営利組織の病院ＣＥＯまたはＣＯＯ経験者
■病院規模はサラソタ記念病院同規模かそれ以上
■できれば、医師免許を有する候補者
■少なくとも五年以上は勤務可能のこと
■配偶者も今回の転職をサポートしていること

### 〇〇〇〇〇〇●〇〇〇　病院ＣＥＯの第一次選考

第一次選考は、五月初旬にボードと病院重役たちを選考委員として実施された。人材紹介業者から八名の候補者たちの詳細な履歴書（職歴、学歴、家族構成など）が手渡される。八名の候補者の大半は現在も全米の病院ＣＥＯとして勤務しているので、この段階では候補者の名前は外部に漏らさないことを前提に会議は進められる。

八名の候補者と面接を行なった人材紹介業者は、候補者たちの印象、長所、短所を選考委員会に伝える。開始から三時間後、多数決によって三名の候補者に絞られた。二次選考を受ける三名は、サラソタ記念病院で選考委員たちとの面接を受けることになる。

### 〇〇〇〇〇〇〇●〇〇　病院ＣＥＯの第二次選考

五月中旬に三名の二次候補者たちは、個々に病院からの面接官二〇名との面接を受けることになった。二〇人の病院面接官の内訳は八名のボードメンバー、暫定ＣＥＯ、サラソタ地区の代表、ボランティア代表、医師の代表などであった。この時の「一対二〇名の面接」は一時間半。はじめの二〇分を候補者に自己紹介の機会を与え、残りの時間は二〇名の面接官からの質疑応答であった。筆者も傍聴したが、選りすぐりの候補者たちの自己紹介は、自分のこれまでの経験とその経験がどのようにこの病院に生かせるかを、具体的な数値を使って原稿なしで説明していた。病院側からの質問事項は三〇以上にのぼり、「経営方針」「医師たちと働いていくうえでの障壁の乗り越え方」「公共病院では病院も地域住民から募金を募らなければいけないがその経験はあるかどうか」など、ありとあらゆる質問への即答が求められていた。

## ○○○○○○○○●○　最終選考会と意外な結末

五月下旬、二次候補者三名のなかから最終候補者の二名が決定された。この二名の候補者は、配偶者同伴で、一泊二日かけてサラソタで面接を受けることになる。候補者たちの最終面接はウエルカムパーティから始まり、前記二〇名の面接官との一対一の面接と、サラソタ地区の病院に関連する団体の代表者との面接が行なわれる。配偶者も病院の主要メンバーとの面接を受けることになる。

ところが、二名の候補者の最終面接が無事終了し、最終決定の会議が開かれる前日になって、暫定ＣＥＯを勤めるフィンレイ氏が突然「ＣＥＯに立候補したい」との意向をボードに伝えたのである。最終選考会議は予定どおり開催されて、フィンレイ氏と外部候補者二名について議論された。会議では、フィンレイ氏のＣＥＯ立候補の理由について焦点があてられたが、これまでのサラソタ記念病院のスタッフからの人望、功績が認められて、ボードと病院代表者の半数の支持を得た。決選投票は翌日の緊急ボードミーティング（用語一〇頁）に持ち越された。

翌朝八時に会議は招集され、総数八名のボードメンバーのうち七名がフィンレイ氏の病院ＣＥＯ就任を支持し、新病院ＣＥＯは誕生した。コバート氏の退職表明から新ＣＥＯのフィンレイ氏の誕生まで約半年を要した。

## ○○○○○○○○○● 総括「実力社会のアメリカ」

筆者は病院経営フェローの立場を通じて、コバート氏の転職からフィンレイ氏の新病院ＣＥＯ誕生までの一連を見てきたが、意外な結果に驚いている。フィンレイ氏はサラソタ記念病院で医療関連業務部長に就任してからは、医師でありながら臨床は担当せず、経営面、戦略面、人事管理面でＣＥＯを全面的に影で支えてきた。その功績が認められて、今回新病院ＣＥＯに選ばれたように筆者は推測する。

今回の一連の出来事からは、実績と実力があれば逆転劇もありえる実力社会のアメリカの一面を、肌で感じることができた。

### 文献


一、The Daily Report for Health Care Executives: American Hospital Association, June 4th, 2001
二、Deanna Bellanadi: A year of more and less, Modern Healthcare, January 11, pp 48, 1999
三、Hospital chief quits for D.C. job: Sarasota Herald-Tribune, January 5, 2000

四、Deanna Bellanadi and J. Duncan Moore Jr.: It's Lucrative at the top, Modern Healthcare, March 8, pp 44-48, 1999
五、Hospital CEO search shifts to insider: Sarasota Herald-Tribune, May 25, 2000
六、J. Larry Tyler: The Healthcare Executive's Job Search, Health Administration Press,1997

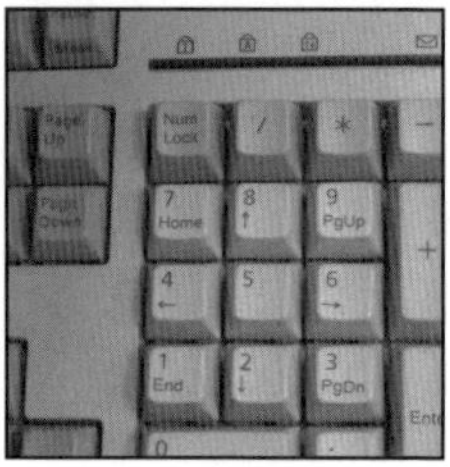


# 第5章 医師の就職事情

先日、日経ビジネスに「今、大学医学部の医局制度が話題になっている。そのきっかけは石原慎太郎東京都知事が都立病院の改革を進めるなかで、病院のポストが大学の医局の指定席になっていることを問題視して人材を公募しようという動きをみせたこと。……（中略）……教授ににらまれたらおしまい、と所属する医師はじっと耐える。……（以下略）」と吉野 晶雄・厚生科学研究所所長は述べている。一方で、アメリカの医師たちは医局制度にとらわれない就職の選択権を持ち、自分の経験と実力を武器に、就職先を見つけている。

医療もビジネスといわれているアメリカの医療システムのなかで、こと医師の就職事情に関してはポジティブに作用しているように感じられる。患者治療が医師や医療施設の重要なビジネスとすると、それに対しての医療の「質の保証」は厳しく、審査・管理されている。それを裏付けるかのようにアメリカの病院の「基本理念（Mission, Vision Statement）」には「最高の医療（High Quality of Care)」が含まれており、それを実践するためには、優秀な医師の協力が不可欠なのであこの章では、サラソタ記念病院の医師や病院スタッフたちのインタビューをもとに、医師たちの就職事情について紹介する。

● ○○○○
**医師たちのバラエティに富む卒業大学**

病院は、その病院に登録している医師たちの情報（図6）を患者に開示している。フロリダ州の西部に位置するサラソタ記念病院は、アメリカでトップ・ランキングの医学部に数えられているハーバード大学やジョンズホプキンス大学

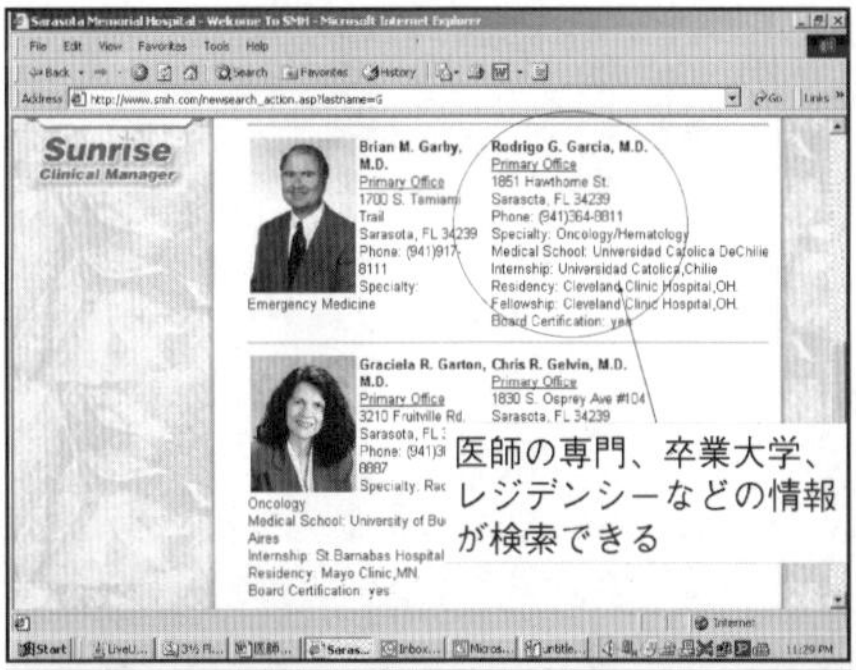

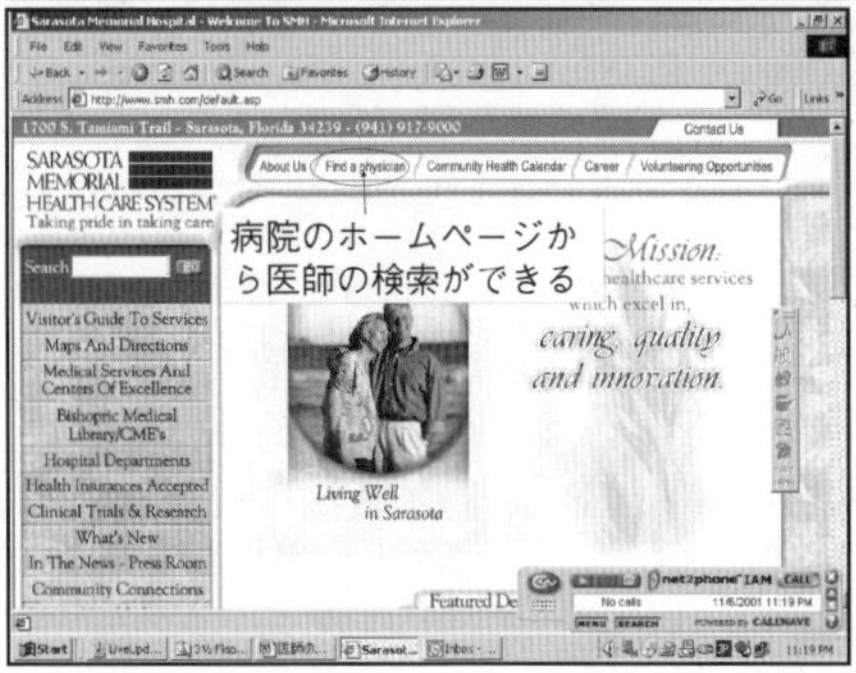

図6　病院や医療施設がインターネットやパンフレットで患者に医師のバックグランドを紹介している。紹介内容はおおよそ以下のとおりである

■医師の氏名、専門科目（Specialty /Subspecialty）、卒業医学部名、卒業年、インターンシップ・レジデンシー・フェローシップ各研修病院名
■アメリカのほとんどの病院や医療保険会社は、ネット上に契約医師の検索サイトを設けている。専門科目や患者の郵便番号を入力すると該当する医師名がリストアップされ、医師のバックグランドを知ることができる。

←サラソタ記念病院の
　ホームページ（www.smh.com）

医師の専門、卒業大学、レジデンシーなどの情報が検索できる

病院のホームページから医師の検索ができる

卒業の医師、外国の医学部を卒業した医師、フロリダ州の医学部を卒業した医師などが入り乱れており、さらにレジデンシー（Residency）やフェローシップ（Fellowship）先の大学付属病院や研修病院も、さまざまである。

大半の医学部付属病院や研修病院でのインターン（Intern）用語二〇頁、レジデント用語三〇頁、フェローのための研修費用は、税助成金やメディケア用語二五頁からの補助金で賄われている。レジデンシー、フェローシップ終了後は、「ソロ・プラクティス（開業）」「グループ・プラクティス用語一八頁（二人以上でクリニックを経営）」「ＨＭＯのスタッフ医師」などへの進路を、本人の希望で決めることができる。ただし、医師免許は州政府によって発行されているので、他の州に転職する場合は、転職先の州の法律に従って免許を申請しなければならない。アメリカは就職の選択を医師本人に任せているので、レジデンシー、フェローシップ終了後は各自が就職先を探すことになる。

医療業界は一般産業より保守的なイメージを受けるが、医師の就職に関しては、「インターン、レジデント、フェロー時代の評価[三、四]」、そして転職時には「転職前の組織からの評価」が重要となるので、一般産業と同様に就職は実力勝負の印象を受ける。この仕組みが、一つの病院にさまざまなバックグラウンドを持つ医師たちが従事できることを、可能にしているのである。

**【医師のレジデンシーとフェローシップ制度について】**

医師の専門は「二四の専門科目（Specialty）」とさらに詳細な「七七の専門科目（Subspecialty）」に分かれている。レジデンシーは前者の専門科目の専門医になるための通常三〜六年のトレーニング制度。さらに、後者の詳細な専門医になるためには、レジデンシー終了後、フェローシップで二年以上のトレーニングを受けなければならない。

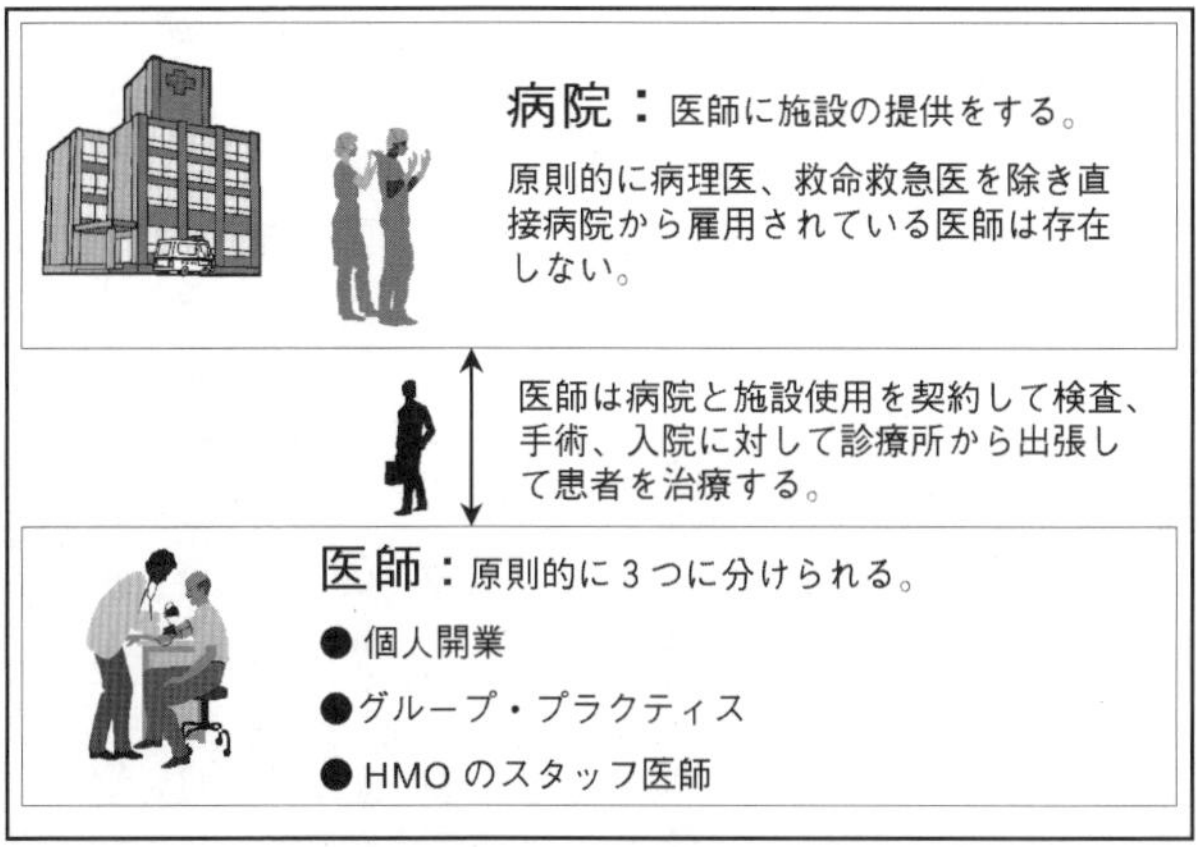
病院：医師に施設の提供をする。
原則的に病理医、救命救急医を除き直接病院から雇用されている医師は存在しない。
医師は病院と施設使用を契約して検査、手術、入院に対して診療所から出張して患者を治療する。
医師：原則的に3つに分けられる。
● 個人開業
●グループ・プラクティス
● HMOのスタッフ医師

図7　アメリカの典型的な医師と病院の関係

○●○○○

## 医師と医療施設間に存在する「選ぶ権利」と「選ばれる条件」（日本と異なる医師の雇用体系）

日本は、医師と病院の関係は雇用関係で結ばれている。しかし、アメリカは、大学付属病院、研修指定先病院、軍関連の病院を除けば雇用関係方式を取らない。医師は「ソロ・プラクティショナー」や「プライベイト・プラクティショナー」と呼ばれ、日本のように病院の外来で患者を治療するのでなく、各自のオフィスで診療する。そして自分のオフィスで実施できない検査や手術、それにともなう入院治療は、自分の契約している病院へ出向き、病院の施設を利用して、自分の患者の治療に従事する五。

医師が、病院との施設使用契約やグループ・プラクティス組織と雇用契約を結ぶ場合、実績と経験を調査するための厳密な書類審査や面接が要求される。医師が、最新設備が整い評判の良い病院、優秀な医師が名を連ねているグループ・プラクティス組織に雇用契約を希望する場合、これまでの実績と経験が物を言う。同様に、病院やグループ・プラクティス組織も、最新鋭の医療設備、質の高いパラメディカル・スタッフを提供するなどして、優秀な医師の囲い込みをはかっている。

## ○○●○○　医師が就職と収入を得るまでの三つの契約

すでに「医師」としての経験のある転職希望の医師のほうが、レシデンシー、フェローシップ終了直後の医師より就職活動は有利であるが、一般的な手順は変わらない。それでは就職先に複数の医師で診療所を経営する「グループ・プラクティス」を選んだ場合を想定して、話を進めてみよう。

### 契約一「就職先の確保：グループ・プラクティス組織との契約」

医師は、医学部のプレイスメント・オフィス（就職紹介部：Placement Office）、各種医学誌に掲載されている就職情報、知人からの紹介、医師紹介業者、最近ではインターネット・サーチをもとに、希望するグループ・プラクティス組織を探し出して応募する。なお、自分で独立開業する場合

は この限りではない。

**契約二「患者を治療する設備の確保：病院との契約」**

グループ・プラクティス組織が決定した後、近隣の複数の病院と施設使用許可のために契約を結ぶ。

**契約三「治療収入の確保：主要な保険会社との契約」**

医療保険会社と契約を結ぶことで、保険所持者である患者の治療費請求が行なえる。患者獲得のためには、マーケット・シェアの大きい保険会社との契約は必須条件である。

この三つの契約とは、三つの独立した組織と契約することであるが、三組織とも医師と同様に患者の囲い込みを重視しているのである。過去に医療訴訟事件を起こした医師や、評判の良くない医師と契約を結んだ場合、組織自体の評判に影響を及ぼす可能性も考えられるので契約を見送る組織もある。三つの組織の選考過程はどのようなものであろうか。次に病院との契約の例をもとに説明する。

## ○○○●○　組織が求める医師の基準

医師が、病院の施設を利用して患者治療を行なう許可を得る方法について述べてみる。

グループ・プラクティスや保険会社も要求する書類に多少の差違はあるものの、基本的な質問内容と手順は相似している。

**一、病院に必要書類を提出：病院の医療スタッフ（Medical Staff）への登録と病院施設使用許可（Clinical Privileges）の申請**

出身医学部、レジデント終了施設名、照会者名（Reference）、州の医師免許の有無、医療過誤保険の上限賠償金額、これまでに他の病院から施設利用許可を拒否されたかどうか、などを記述した書類を提出する。

**二、医療スタッフ部での書類内容の確認と資格審査（Credentialing）**

この段階では、医療スタッフ部のスタッフは、実際に照会者に直接連絡して、申請希望者の実績や就業時の態度などの人物照会を行なう。病院には資格審査専門のスタッフが、提出された書類の照会をする。照会方法は、直接照会先に電話や確認書を郵送したり、データ・ベースを駆使して確認する。最近では、医師の人物照会専門のデータ・ベースがインターネット経由でアクセスできるようになっており、インターネットを介して資格審査に必要な照会事項を確認する病院も増えつつある。（データベースの例としてwww.credentialsonline.comがある。）

**三、各科のChairperson（責任者）による審査**

**四、資格審査委員会（Credentials Committee）による検討**

各科のChairpersonから推薦された申請者は、資格審査委員会で審査が実施される。この時点で、過去に医療過誤や照会者からのコメントに問題があれば、再審査に持ち越される可能性が高い。資格審査委員会は、病院のメディカル・スタッフが中心となって審査する。

**五、医療関連運営委員会（Medical Executive Committee）**

医療関連運営委員会は医療関連の政策を協議する委員会である。メンバーは、病院ＣＥＯ、一部のボードメンバー、スタッフ医師の代表で形成される委員会である。この委員会で申請者の最終の審査・承認が成されて初めて、病院の医療スタッフへの登録と、病院の設備を使用する許可が得られる。

資格審査には以下の書類の提出が要求される。（サラソタ記念病院の例）

【提出書類と質問事項】

一、フロリダ州の医師免許を有することの証明。

二、最近の、本人とともに仕事をしていた医師、あるいは上司の氏名と住所。最低二名。

三、これまでに従事した病院や、医療施設において、専門科目のChairpersonの名前と連絡先。

四、これまで応募した病院で、医療スタッフや病院施設使用に制限を付けられたり、取り消しを受けた経験の有無。

五、これまでの職歴（卒業大学、インターンシップ、レジデンシー、フェローシップの各受け入れ病院も含む）

六、医師会など各種プロフェッショナル組織の会員を脱会させられたり入会を見送られたことの有無。
七、麻薬など特定薬物の取り扱いライセンスの有無、ライセンスのコピー。
八、医学部卒業証書、インターンシップ、レジデンシー、フェローシップの各終了証書のコピー、認定医証書のコピー。
九、メディケア、メディケイドなど政府関連プログラムの加入権の一時停止や取り消しの有無。
一〇、医療過誤保険のカバーされる上限金額と、フロリダ州で要求されている医療過誤保険をカバーしていることの確認、および過去の医療過誤裁判の有無。
一一、賞罰の有無。
一二、現在の健康、精神状態。
一三、市民権、ビザの状態。
一四、その他。
（二と三はレジデンシーやフェローシップ終了直後の医師は、指導を受けた医師の氏名を表記する）

## ○○○○●　総括「経験を売り物に活躍するアメリカの医師」

グループ・プラクティス組織、病院、医療保険会社の三組織が目指している患者への「High Quality Of Care」の提供と患者の満足度の上昇は、医師の協力によって初めて実現される。そのためにも各組織は、資格審査の調査によって、過去の「実績」と「業績」、第三者の「評価」をもとに、一定水準を越えた医師と契約を結ぼうとする。

以上のことを踏まえると、レジデンシー、フェローシップを終了した就職選択権を持つ医師たちは、それまでの経験や業績を武器に、よりよい組織に就職、または契約に臨むのである。レジデンシーやフェローシップなどの卒後教育制度の充実は、アメリカで優れた医師を育成することに貢献しているというのは否定できない。さらに、臨床研修終了後の医師が持つ就職の選択権は、患者の満足度を追求し、質の高い医療を提供することを目標とする医師の増加につながるのではなかろうか。

### 文献


一、吉野晶雄：一九世紀の遺物、医局制度に変革の波：日経ビジネス、九月二五日二〇〇〇年号、一三三頁
二、http://www.usnews.com/usnews/edu/beyond/gradrank/med/gdmedt1.htm
三、Harry A. Sultz and Kristina M. Young: Health Care USA Understanding Its Organization And Delivery, An Aspen Publication, 1997
四、http://www.ama-assn.org/insight/spec_con/patient/pat018.htm
五、Stephen J. Williams: Introduction To Health Services, Delmar Publishers, 1999 pp 290

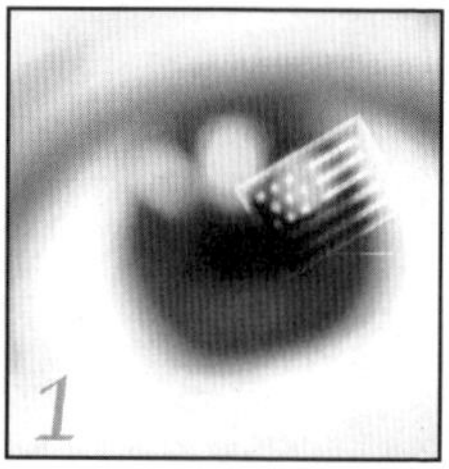


# 第6章

## ボード（監督）とマネジメント（経営）二者で運営されている
## アメリカの病院チェーン：前編

アメリカの病院は、政府関連病院を除けば、HCA用語一八頁やテネットなどの「営利企業系」の病院チェーン（以下、営利病院チェーンと略）や、カソリック系などの「非営利組織」の病院チェーン（以下非営利病院チェーンと略）が存在している。前者と後者の大きな違いは、余剰金の配当、法人所得税、株の公開の有無である。しかし、営利・非営利病院チェーンともにCEO用語一二頁やCOO用語一二頁を中心とする「マネジメント（Management）**」と、ステークホルダー（Stakeholder：利害関係者）*の代表である「ボード（Board）***」から病院運営は成り立っている。すなわち、「経営」と「監督」の機能が働くことで、ステークホルダーの意見が、病院経営に反映されるようになっている。ここで明確にしておきたいのは、非営利病院チェーンには株の公開はないが、ステークホルダーの意見が反映される運営システムになっていることである。

現在、日本では「営利企業の医療への参入」をめぐって意見が対立している。反対意見としては、「命に価格付けするようになるので、誰もが安心して医療を受けられる制度が崩壊する可能性がある」というものがある。しかし、日本の医療に対する現在の財政状態を考えると、将来財政難で医療制度そのものが崩壊する可能性も考えられる。

筆者は、日本の病院にアメリカとまったく同じボードとマネジメント機能が入ることに対しては、肯定・否定のどちらの立場でもない。すでに存在するアメリカの病院運営方式のノウハウのなかで、日本の医療改革に生かし、如いては国民に貢献できる医療改革こそが、今の日本に必要なことだと痛切に感じる。今回は、公平な立場からアメリカの医療システム****の運営方式を明確にすることに主眼を置き、上記の問題についての判断は読者の方に委ねたい。本章ではまず、病院の組織分けから始め、ボードとマネジメントの二者で運営されるようになった歴史的背景、二者それぞれの役割、ステークホルダーの声を反映するボードの重要性、日本への応用の可能性について述べてみた

*ステークホルダー：組織に関連する利害関係者のこと。利害関係者は、大きく分けて、患者、病院スタッフ、地域社会、株主（→営利病院チェーンの場合）、を指す。

**マネジメント（チーム）：ＣＥＯ（最高経営責任者）、ＣＯＯ（最高執行責任者）、ＶＰｓ（各部の部長）を中心とした経営幹部たちのこと。

***ボード（メンバー）：取締役。ステークホルダーの代表者たちのこと。英語でBoard of Directors, Board of Trusteesと呼ばれる。取締役の大半は社外取締役で占められ、社内からはＣＥＯが取締役を兼任する場合が多い。しかし、取締役会の性質上、ＣＥＯがチェアーパーソンを勧めることは避けるべきだとされている。

****医療システム：日本では病院チェーンといわれているもの。営利・非営利関係なく、二つ以上の病院や医療組織がコーポレイト本部を形成して、その傘下で病院の運営を図る。一般企業では本社と支店のようなもの。（下図参照）

コーポレイト：本部
A病院
B病院
C病院
D病院
病院システムの仕組み

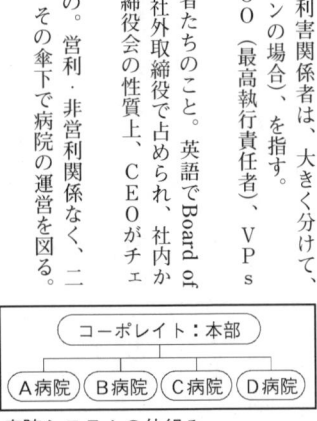

表3　3つに分類される病院

| | 株の公開 | 余剰金の配当の制限 | 法人所得税の有無 |
|---|---|---|---|
| ①営利病院チェーン（例：HCA，テネット） | あり | なし | あり |
| ②非営利病院チェーン（例：バプテスト系、メソディスト系） | なし | あり | なし（制限つき*） |
| ③連邦・州政府管轄病院（軍関連、退役軍人病院） | なし | — | — |

*制限の詳細は連邦税法501（C-3）下で規定されている。

い。

## ●○○大きく三つに分類されるアメリカの病院チェーン

アメリカの病院は、表3のように大きく三つに分類される。連邦・州によって経営されている病院の割合は、図8のように二六％であるが、その大半は軍・退役軍人病院と州政府管轄の精神病病院にあたる。通常アメリカ人が通う病院は「営利・非営利病院チェーン」になる。ここで注意したいのは、日本の官公立病院は、アメリカのようにマネジメントとボードの二者で病院運営がされているわけではないので表3②のアメリカの非営利組織病院に該当するようだが、まったく別ものなのである。日本の医療法人は、「非営利組織」と言われているが、税制上は①のアメリカの営利組織のように、法人所得税が課せられている。しかし、日本の医療法人は、②のアメリカの非営利組織のように余剰金を配当することは禁じられている。したがって、

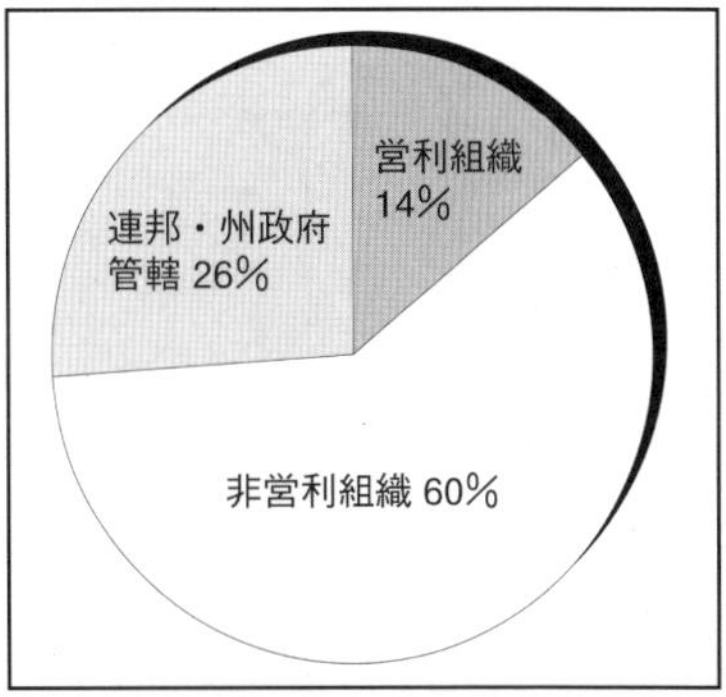


図8　コミュニティーホスピタルの内訳
（ANA統計 2001）

日本の医療法人もアメリカの病院の分類に当てはまらない。

営利と非営利病院チェーンの決定的違いは以下の三点である。一、株の公開の有無、二、収益の使い道の制限、三、収益に対する法人所得税の有無。すなわち、営利や非営利病院チェーンは、株や利益分配や所得税の課税方式の違いを除けば、基本的に独立採算で経営することが要求されているのである。独立採算制でも、ステークホルダーの意見がボードメンバーを通じて反映されるのが、アメリカの病院チェーンである。次に、ボードとマネジメントの役割について述べたい。

### ○●○　一般企業と同様に存在する「ボード・取締役」と「マネジメント・経営」

アメリカでは病院も、営利・非営利に関係なく一般企業と同様に、ボードメンバーとマネジメントチームによって運営されていることは、すでに述べた。ボードとマネジメントの役割は、監督と経営であり、双方の独立と経営の透明性が要求されている。

ボードは、最高レベルの議案に対して最終承認権を持っている。具体的な例をあげてみる。ボードは病院ＣＥＯを監督する立場なので、病院の業績が悪化すると、ボードミーティング[用語一〇頁]で病院ＣＥＯを解雇する権利と、新しい病院ＣＥＯを任命する役割も持ち合わせている。ＣＥＯの任命解雇のほかにも、多大な投資が必要なプロジェクトの最終的な決定権も任されている。

【ボードミーティングで可決されるまでの過程】

心臓疾患フルサービスセンターの設立プロジェクトの例

財務、マーケティング分析を含んだビジネスプランを、ディレクターレベルの会議で承認

←

CEO、COO、VPsレベルのシニアマネジメント会議で承認

←

ボードミーティングで議論され、ここで承認されて初めて病院はプロジェクトに着手

ボードミーティングでは、すべてのプロジェクトや雇用に関して話し合われるのではなく、高額な投資、ＣＥＯ、ＣＯＯレベルの雇用など、組織の運営に影響を与える重要事項について討議される。

ボードミーティングを実際に何度か傍聴したが、その印象は、ボードメンバーはステークホルダーの代表であることを念頭に置いて会議に臨んでいるため、真剣勝負でその会議に挑んでいるよう

に感じた。ボードメンバーに病院ＣＥＯが含まれているとは限らないが、質疑応答のためにＣＥＯやプロジェクトリーダーが招聘されることが多い。ボードメンバーのバックグランドは後で述べるが、現・退役の銀行ＣＥＯ、公認会計士、医師、個人実業家も含まれるので、医療関連に限らず財務に関する質問など鋭い質問が飛び交うのが、ボードミーティングである。

## ○○● 組織の拡大と複雑化から生まれたステークホルダーの代表者：ボードメンバー

株の公開の有無は別として、なぜアメリカの病院は、一般企業のようにボードとマネジメントの分離が必要になったのであろうか？　この答えは、「ボード」「ステークホルダー」「マネジメント」三者の歴史的背景と役割から導かれる。

まずは、一般企業の例を取って説明したい。時代は一八〇〇年代にさかのぼる。当時は地元の中小企業が多く、個人オーナーが経営していた。その後、ビジネスは地元から全米に広がり、それにともなって組織の規模も拡大しはじめる。そして、「株式会社」のように株の上場、あるいは非上場企業でも、政府、各種組織から投資を受け、規模拡大を図るようになる。この段階で、上場企業では「株主」、未上場企業では「投資家」などステークホルダーの声を反映させる代表者が必要になった。この代表者が「ボードメンバー」と呼ばれ、組織の監督役割を果たすようになる。

病院システムも一九八〇年代後半から一九九〇年代に医療業界の大きな変革にさらされる。この時期に「出来高払いから包括払いへの移行」「マネジドケアの登場」で、病院の吸収合併劇が進み、病院システムの規模の拡大化と組織の複雑性に拍車が掛かったのである。その結果、ステークホルダーの多様化する要求を反映するために、一般企業のようにボードを置いて病院システム運営を監督するようになった。この背景を考えると、日本で論じられているように、ステークホルダーを代表するすべてのボードが、患者の立場を無視して、病院システムが上げる利益にだけ注目して病院の運営に当たっているとは考えにくい。

現在アメリカの病院システムは約七五〇〇存在し、コーポレイト用語一二頁とそれに付随する各病院のボードメンバーを合わせると、一二万人が従事していることになる。ボードメンバーの数は組織の規模によってまちまちであるが、「株式会社病院チェーン」で全米一番の地位を誇るＨＣＡの本部では、一四名のボードメンバーが従事している。

次章は、病院チェーンがステークホルダーの代表であるボードメンバーを持つ意義をあげ、今後日本の病院経営にどのように生かせるか述べてみたい。

この章は「Strategy二〇〇一年一一月一日号（株式会社ユートブレイン）」に掲載したものに加筆した。

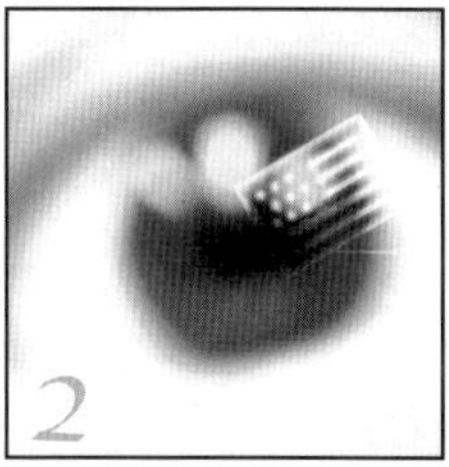


# 第7章

## ボード（監督）とマネジメント（経営）二者で運営されているアメリカの病院チェーン：後編

前章で、営利・非営利病院チェーンのボードメンバー[用語一〇頁]（取締役）、ステークホルダー（利害関係者）、マネジメント・チーム[用語二三頁]（病院経営幹部）の三者の関係について述べた。もう一度要約してみると、図9のように病院幹部が病院の運営・経営をしていくうえで、その方向性がステークホルダーの意向に添っているかを、ボードが監督している。このように、「ボードが経営・運営の監督」「マネジメントチームが経営・運営の遂行」と両者を分離することで、組織経営のチェック機構が働いて、経営の健全化が図れるようになっている。

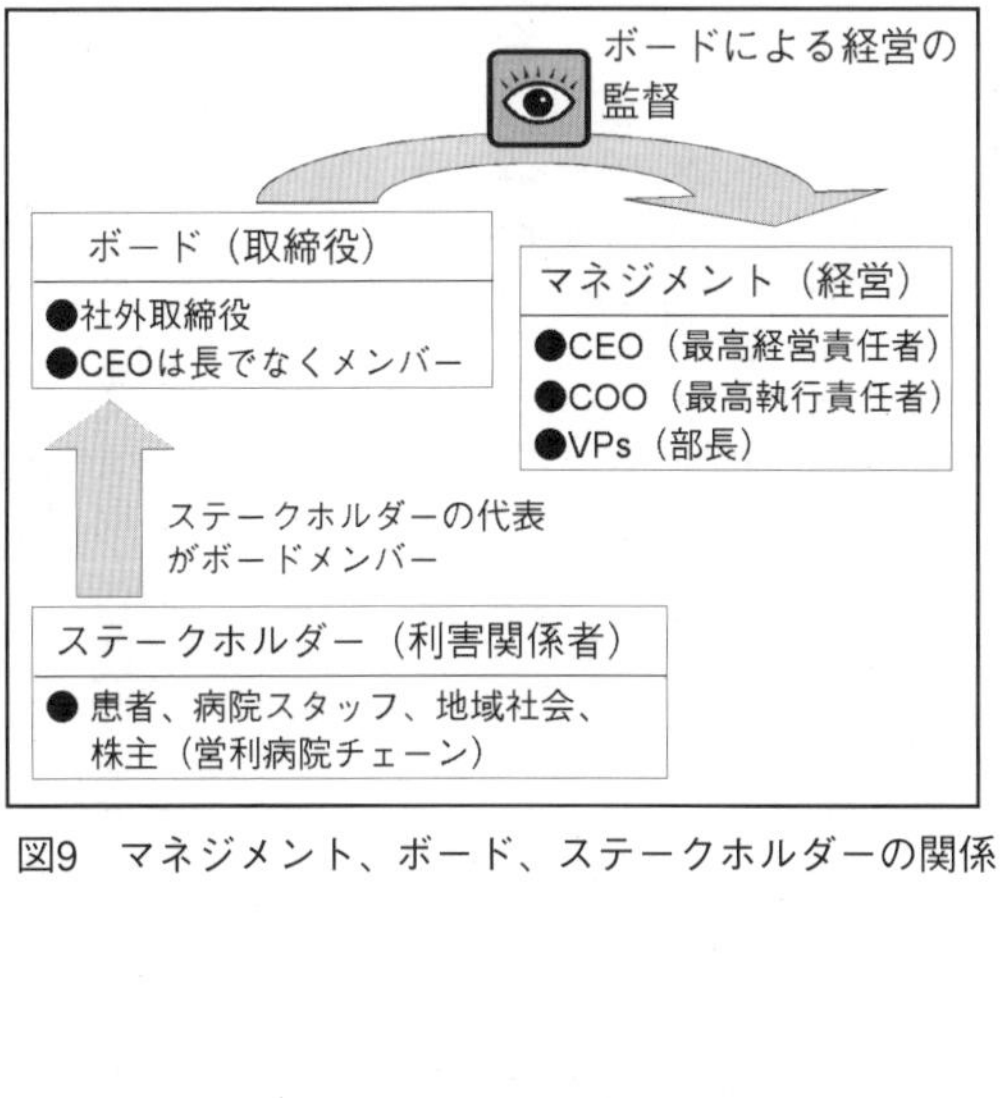


図9　マネジメント、ボード、ステークホルダーの関係

本章では、ボードがどのようにしてステークホルダーの声を反映しつつ、病院・病院チェーンの監督にあたっているか、さらに、マネジメントチームがステークホルダーの意向と病院収益のバランスを考えて、どのようにして経営にあたっているかについて述べる。

## ●○○○○ アメリカと日本の組織構造の違いから生じる組織倫理：「ステークホルダー・バリュー」と「企業収益のバランス」

渡邊五郎氏（現・三井化学副会長、元・三井物産副社長）が、著書『人を見る眼・先を見る眼（講談社）』のなかで、この違いを端的に説明されている。「日本では、経営効率とか利益ということを性癖としてあまり言いたがらない傾向があるが、『収益』は経営の基本であり、根底に置かなければならないキーワードである。……（中略）……といっても儲けのためには方法論は選ばず、何が何でもがむしゃらに収益を上げるということではない。大切なことは、株主（↓営利病院チェーンの場合）、顧客、従業員、地域社会という四種類のステークホルダーに対する企業責任と収益の追求とをどのようにうまくバランスさせていくかが、経営の要諦である」。さらに同著のなかで、RJナビスコ社ハーバー会長は「企業には四つのステークホルダーがある。……（中略）……この四つを総合したステークホルダー・バリューと企業収益をいかにバランスよくさせていくかが、経営の要諦である」と発言されている。これは、完全にアメリカの営利・非営利病院の経営理念と同様である。アメリカの病院理念は、日本では収益の追求と受け止められているが、ボードたちのステークホルダーに対する責任感も経営理念に強く要求されていることを強調したい。

それでは、アメリカの病院は、どのようにして「収益」と「ステークホルダーの利益」のバランスを考えて病院経営にあたっているのだろうか。

## ○●○○○「ステークホルダーの利益」と「病院収益」とのバランスを考慮した病院の経営・運営方針

病院ＣＥＯ[用語一一頁]を中心とするマネジメントチームは、毎年、「戦略ゴール[用語三一頁]（Strategic Goal）」と呼ばれる経営・運営方針を立案する。この戦略ゴールは、病院の収益とステークホルダーの利益のバランスを考慮したうえで、病院経営・運営に適応される。たとえば、病院の大小にかかわらず、すべてのプロジェクトの目的は戦略ゴールに反映されていなければならない。

病院組織によって、多少ばらつきはあるが、基本的には次頁にあげる四点を中心として戦略ゴールが立てられている。マネジメントチームが戦略ゴールを立案した後、ボードから承認を得て初めて病院の戦略ゴールとなる。

戦略一「Satisfaction：病院内外顧客の満足度の上昇」
■患者の満足度　■医師の満足度　■コメディカル・スタッフの満足度
戦略二「Clinical Quality：医療の質の向上」
■院内感染率　■再入院率　■誤投薬率　■死亡率
戦略三「Operation：運営面」
■平均入院日数　■入院コスト　■諸経費（人件費、福利厚生費）
■適切なスタッフ配置　■外来オペ施設の効率的な運営
■ＥＲの待ち時間　■ＥＲからの病院への患者受入数
戦略四「Finance：財務面」
■日々のキャッシュフロー　■収益率
■売掛金回収日数：患者、民間医療保険会社、メディケア、メディケイド
からの患者治療費の回収に要する日数

図10に示すように、四つの基本方針は、「四者のステークホルダー・バリュー」と「病院の収益増加」の両者に貢献するようになっている。

右記『戦略三』の「運営」と『戦略四』の「財務」は、営利病院の株主の利害だけを考えた方針ではなく、前章で述べたように、アメリカの政府関連病院以外は営利・非営利に関係なく、原則的には独立採算制なので、病院が存在し続けるためにも、「運営面」「財務面」の戦略が必要なのであ

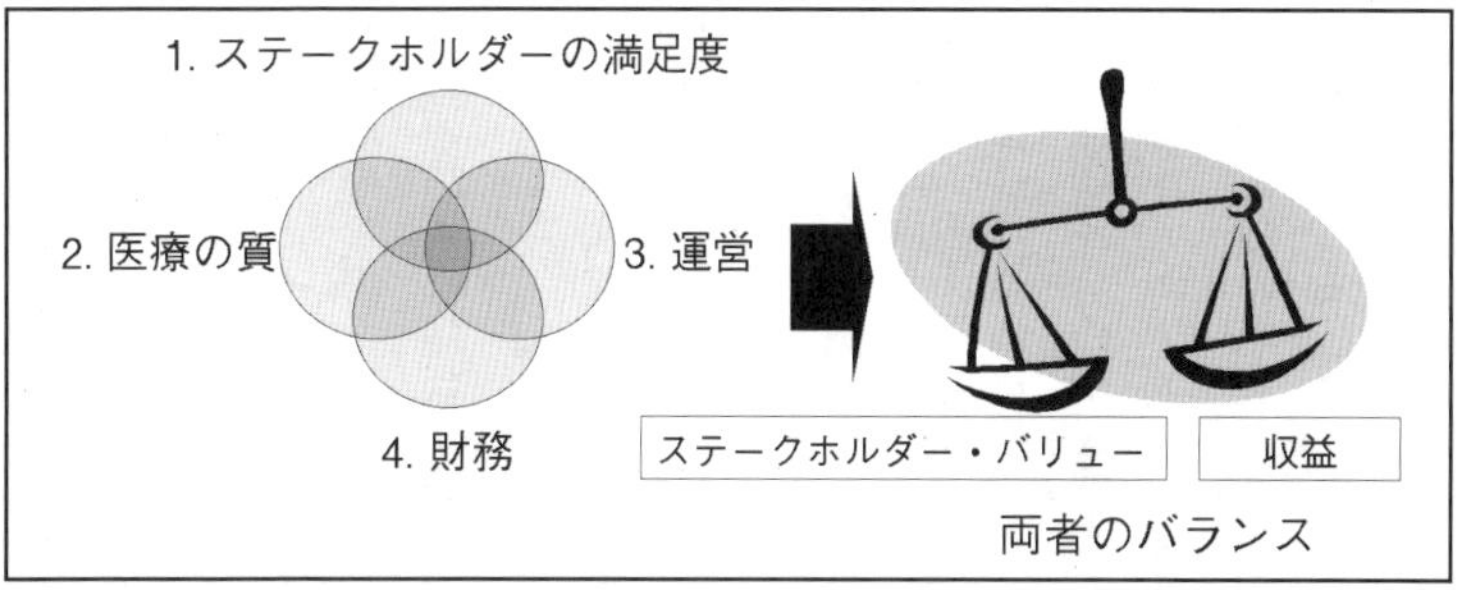


図10　病院の戦略ゴール4要素

る。そして、病院の収益もこの戦略によって達成される。

一方、病院の収益追求型だけでは、ボードメンバーは納得しない。その理由は、『戦略一』『戦略二』の「病院内外を含めた顧客満足度」と「医療の質」が保証されなければ、「病院スタッフ数の減少→医療の質の低下による患者数の減少→収入減→収益低下」と病院の経営全体に影響を及ぼすからである。このように、戦略ゴールは四要素が相互に影響を及ぼしながら、ステークホルダー・バリューと病院収益のバランスが取れるようになっている。

次に、マネジメントチームが、戦略ゴールを元にしてボードにプロジェクトの承認を受けるための説得例をあげる。

### ○○●○○　総合的に四要素を満たさなければならないプロジェクトの提案書

これは、筆者のフェロー先であったサラソタ記念病院の例である。サラソタ記念病院のマネジメントチームは、医療保険を持たない患者のための無料外来クリニック設立を、ボードに提案した。

一見すると、病院に収益を産まないプロジェクトなので、病院の戦略ゴールにそぐわないように感じる。しかし、次にあげる分析を見てほしい。

### プロジェクトが提案された経緯

■医療保険のない患者のＥＲ用語一五頁の使用率が高く、未収の患者治療費が病院収益率に影響している。

↓無保険者は病状が悪化するまで医師にかからず、生死に関わる段階になって、法律上患者拒否のできないＥＲに駆け込んで来る。そのために治療費は高額になるが、無保険患者は治療費が払えないので、病院は「未収の患者治療費の問題」を抱えていた。

■これらの患者によって、ＥＲの待ち時間が長くなり、ＥＲ利用患者の不満足度が高まっていた。

### 解決策「未保険者のための無料外来クリニックの設立」

■無料クリニック設立の利点

・地域社会に貢献できる
・地域社会の満足度上昇↓『戦略一』
・他のプロジェクトに対しての寄付金増加↓『戦略四』
・無保険の患者が疾患の軽度なうちに安心して掛かれる
・ＥＲの未払金と無料クリニックの投資金額バランス↓『戦略四』
・患者医療の質の向上↓『戦略二』

・ＥＲ利用率の低下
・待ち時間の減少→『戦略三』

このように、無料外来クリニックは、クリニック設立に投資することで、患者未払い金を減らし、地域社会のイメージを上げ、寄付金の増益を図り、ＥＲに保険を持つ救急外来患者増加を図ることで、結果的に、収益増加と、ステークホルダー・バリューを満たす内容であったため、ボードメンバーはプロジェクトを承認した。

このようにボードメンバーは、病院の経営を左右するハイレベルのプロジェクト承認を任されている。さらに、病院の経営・運営の監査に当たっているので、財務、戦略、組織運営、地域社会の影響力に対する知識が要求される。

次に、ボードメンバーたちのバックグランドや選出方法、資格について述べる。

## ○○○●○　ボードメンバーの選出方法と要求される知識

ボードメンバーのほとんどは社外取締役と呼ばれているように、組織外から選ばれることが多い。組織内からは、病院ＣＥＯがボードメンバーを兼任することもあるが、前述のようにＣＥＯがボートの会長を兼任することは望ましくない。

**ボードメンバーの二種類の選出方法**

一、現在の取締役会からの任命
　同一組織内で現在運営されている取締役会が、適任者を任命する。
二、選挙による選抜
　市や地区の行政から税金の一部を提供されている病院は、選挙によって選出される。

**ボードメンバーに要求される知識・条件**

次の五つのバランスを考えて選出される。五番は、すべてのボードに要求される事項であるが、それ以外はボード個人にすべてが要求されるわけでなく、ボードメンバー全体として一から四のバランスが取れていればよい。

一、地域のリーダ的存在。
二、政治的なことが理解できること。
三、ファイナンスやビジネスの知識を持ち合わせていること。
四、戦略やビジョンの知識を持ち合わせていること。
五、社外取締役として各種会議に出席できる時間的な余裕があること。

ＨＣＡ（旧コロンビアＨＣＡ）本部のボードメンバーたちのバックグランドを参考までにあげてみる（二〇〇〇年アニュアルレポートより）。ボードメンバーは計一四名。ＨＣＡの現ＣＥＯもメンバーであるが、会長ではない。その他「現職の医師」「大手コンサルティング会社の元ＣＥＯ」「大手コンサルティング会社の元ボードの副会長」「大手宅配業者の元ＣＥＯ」「大手銀行の元ＣＥＯ」「ハーバード・ビジネススクールの元学部長」「地方裁判所の元裁判官」「バーバード大学・経済学部現教授」「大手証券会社の元ＣＥＯ」などで構成されている。一四名のバックグランドからは、先にあげた五つの要素を満たしていることがうかがえる。そして、なぜボードメンバーが、病院の運営・経営の監督ができるのかもご理解いただけたであろう。

## ○○○○●　総括「日本にも応用効果のあるボードとマネジメントの完全分離」

日本では、アメリカの病院は収益中心で、「患者の満足度」と「医療の質」が保たれていないとの印象が強いが、現状はそうではない。ボードの存在によって、「ステークホルダーの要望」が病院経営に反映されると同時に、病院の存続のために「病院の収益」も考慮されている。つまり、アメリカの病院は、ボードによる病院経営の監督機能が働き、ステークホルダーの利益と、病院の収益のバランスを考えた経営方針が取られている。もし、病院がステークホルダーの意向を無視して、医療の質の向上に力を入れなければ、顧客である患者は競合病院に取られ、患者収入の低下から病院閉鎖か買収の道が待っている。このような、結果を招かないためにもボードを組織に持つ意義があるのである。

日本の病院経営システムには、アメリカのようなボードの機構は存在しないので、ステークホルダーである患者の意向が反映されにくい。特に税金で運営されている官公立病院の場合、納税者である地域住民に貢献しつつ、税金が有効に使われているか検討するためにも、今後「ボードとマネジメントの完全分離」による組織形態が期待されるのではなかろうか。

**文献**

一、渡邊五郎：人を見る眼・先を見る眼：講談社、二〇〇〇年

この章は「Strategy 二〇〇一年一二月一日号（株式会社ユートブレイン）」に掲載したものに加筆した。

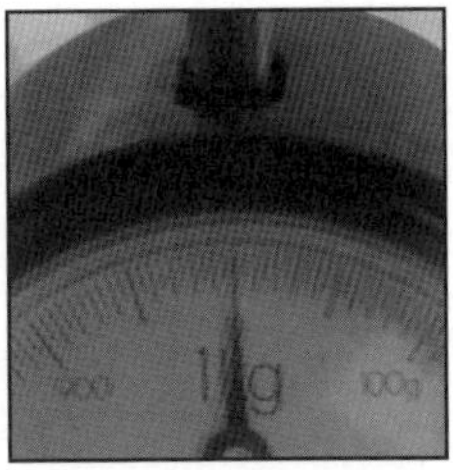

# 第8章　アメリカ式病院の経営術「収益の増加とコスト削減」

アメリカでも人気のドラマ「ＥＲ緊急救命室（Emergency Room）」は、慌ただしい病院の救急外来の様相をドラマ化しているが、実際のＥＲは、医療保険のない患者が通うための外来になってしまっている。それというのも、無保険妊婦の出産があったり、両親が保険を持たない子どもの治療をしたり、保険がないため通常の診療を受けられない患者が末期になって運び込まれてきたりするからである。従来ＥＲの目的は、救急患者の救命が目的であったが、無保険患者の外来診療所と化しつつある。

筆者の母校であるワシントン大学の医学部付属病院（バーンズ・ジューイッシュ病院）の外観はモダンで代表的なアメリカの病院のように感じる。しかし、一歩ＥＲに足を踏み入れると、正面玄関の噴水からは想像もできないような光景を目にする。ＥＲの入り口には空港に設置されている凶器を検出するゲートが設置されている。アメリカのＥＲすべてが上記のようではないが、正面玄関とＥＲの違いに驚かされてしまう。

日本では、アメリカの病院は医療保険のない患者の受け入れを拒否すると誤解されているが、ERは例外である。ERは患者の生命に危機が及ぶ状態では、患者の保険の有無や経済状態にかかわらず患者を受け入れる義務が法律によって定められている[一]。その法律が逆効果になって、前述のように保険を持たない患者の受け入れ施設になっているのである。しかし、ERの診療費はけっして安くなく、風邪の治療でも三万円は覚悟しなくてはいけない。しかし、最終的には無保険患者でこの金額を支払える患者は少ないため、病院にとってERは不採算部門になっている。カリフォルニア州では八二パーセントのERが赤字であり、総損失額は約四億三〇〇〇万円（一ドル一三〇円換算）に及んでいる[二]。

ERのように不採算部門を持ちながら、アメリカの病院は利益を出すように努力をしている。この章では、このように厳しい状況下でも、徹底的にマーケッティング・リサーチと財務分析を行ない、それらをもとに経営戦略に応用しているアメリカの病院経営の手法について紹介する。

## ●〇〇　病院マーケットが効果的な経営戦略に貢献：フロリダの西海岸の例

フロリダは、アメリカの高齢者たちのついの住処として有名である。しかし、表4が示すようにフロリダの人口増加はシリコンバレーを持つカリフォルニアを抜く勢いで上昇している。カリフォルニア州四三パーセントに対して、フロリダ州は六五パーセントの増加率である。もはや「高齢者

表4　アメリカの人口増加率の高い7州（100万人単位）

| | 1980 | 1990 | 2000 | 1980〜2000 の増加率 |
|---|---|---|---|---|
| カリフォルニア州 | 23.7 | 29.8 | 33.9 | 43% |
| ニューヨーク州 | 17.6 | 18.0 | 18.9 | 7% |
| テキサス州 | 14.2 | 17.0 | 20.9 | 47% |
| ペンシルベニア州 | 11.9 | 11.9 | 12.3 | 3% |
| イリノイ州 | 11.4 | 11.4 | 12.4 | 9% |
| オハイヨ州 | 10.8 | 10.8 | 11.4 | 6% |
| フロリダ州 | 9.7 | 12.9 | 16.0 | 65% |
| 全米 | 226.5 | 248.7 | 285.2 | 26% |

のための州」から「新しいビジネスを産む若い世代のための州」に変わりつつあるのである。ここで注目したいのは、フロリダ州全体の人口が増加しているのではなく、フロリダ州の西海岸に位置するタンパ（Tampa）周辺、そして、ディズニー・ワールドを持つオーランド（Orlando）地域の伸びが抜きんでているのである。

それでは、筆者がタンパ周辺に位置する病院の経営者だとすると、タンパ地区から南部に位置するサラソタ地区の市場情報をもとに経営戦略を練るであろう。まずは、人口データとタンパ周辺に存在する会社の規模を調査をしてみる。なお、次頁図11に示すように、タンパ、マナティー（Manatee）、サラソタ（Sarasota）は、いずれもフロリダの西海岸に位置し、それぞれ四五キロの間隔で存在している。

考慮すべき点は次頁の表5と表6から次のようになる。

■人口は、タンパが他二都市の七〜九倍。

■両都市の中間に位置するマナティーは、存在する会社数が他の二都市に比べて二分の一〜五分の一少ない。

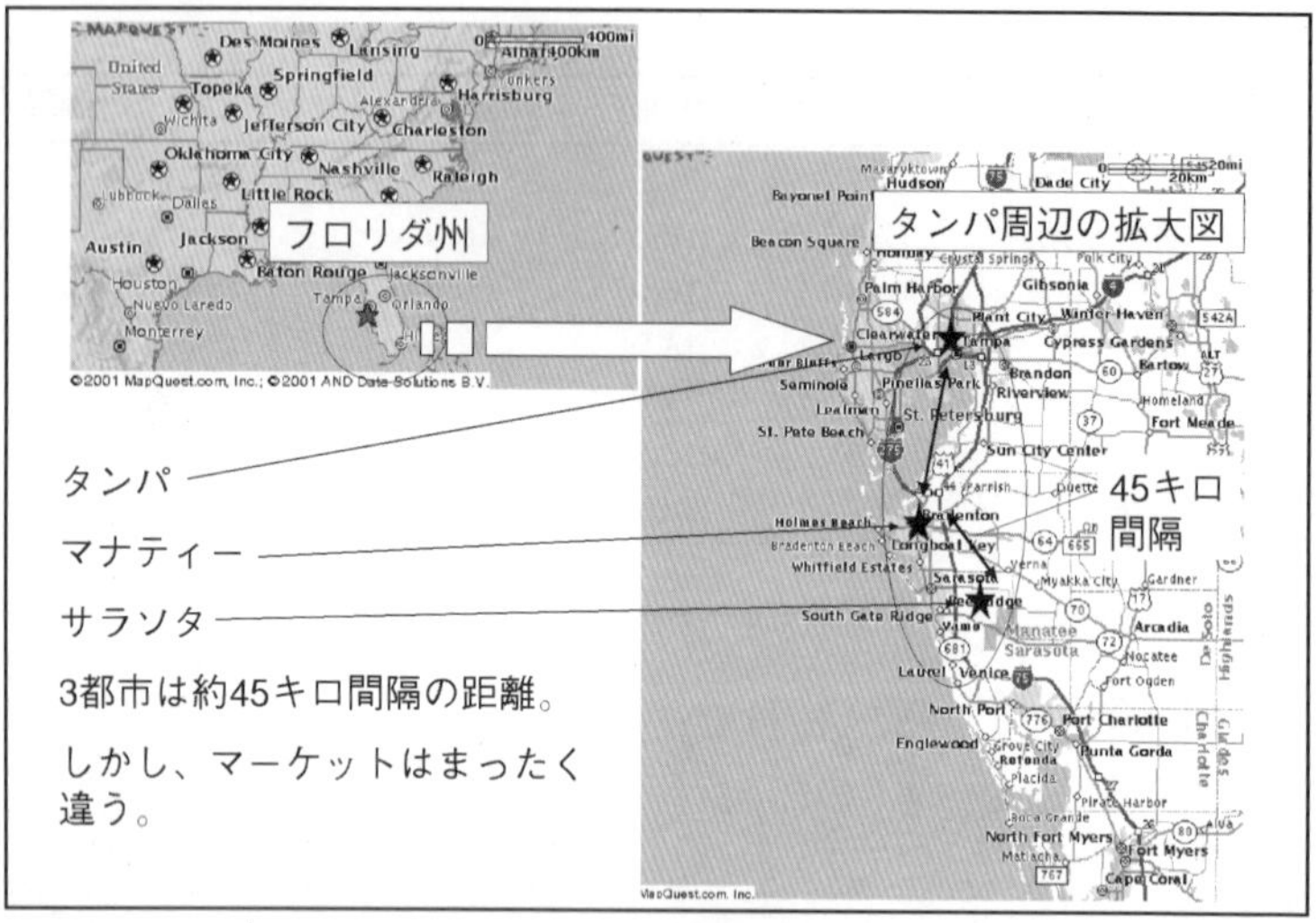


図11　タンパ、マナティー、サラソタの位置関係

表5　タンパからサラソタまでの人口変化（千人単位）

| | 1980 | 1990 | 1998 | 1999 | 2000 | 1980～2000の増加率 |
|---|---|---|---|---|---|---|
| タンパ地区（タンパ周辺） | 1651 | 2110 | 2274 | 2299 | 2327 | 41% |
| マナティー地区 | 152 | 215 | 244 | 251 | 255 | 68% |
| サラソタ地区 | 208 | 282 | 314 | 319 | 322 | 55% |

表6　タンパからサラソタまでの民間会社の規模

| | 会社数 | | | 従業員数 | | |
|---|---|---|---|---|---|---|
| | 1995年 | 1996年 | 変化率 | ≧10人 | ≧50人 | 100人≦ |
| タンパ地区（Hillsborough地区） | 24,734 | 25,175 | 3.30% | 73.90% | 93.90% | 3% |
| マナティー地区 | 5,149 | 5,311 | 6% | 78% | 95.80% | 2.00% |
| サラソタ地区 | 10,448 | 10,560 | 2.60% | 80.20% | 96.20% | 1.50% |

（データ：U.S. Department of Commerce 2001）

■三都市ともに、総従業員が五〇人以下の会社が九割。さらに、一〇人以下の小規模の会社が七～八割を占める。そして表7から一〇人以下の小規模民間組織の二五パーセントは従業員に医療保険を提供していない。仮に提供していても、一〇パーセントの従業員は医療保険に加入していない可能性がある。

### ○●○　マーケティングを基に経営戦略を練る

健全な病院を運営するには、病院経営者は次の二点のバランスを考えなければならない。

■コスト削減（Reducing Cost）
■収入の増大（Enhancing Revenue）

アメリカの病院経営者も日本と同様にコスト削減に注目しがちで、新しい投資によって得られる収入増加につながる経営手法は二の次になっている。しかし、コスト削減に焦点をあてるあまり、それが逆効果になって利益の減少に導くことがあるので注意したい。

表7　医療保険の有無（会社規模別）

| 従業員 | 医療保険を提供しない会社の割合（%） | 従業員が自ら医療保険に加入しない割合（%） |
|---|---|---|
| 1～4人以下 | 54.0 | 10 |
| 5～9人 | 25.0 | 11 |
| 10～24人 | 12.0 | 15 |
| 25～49人 | 3.0 | 9 |
| 50人以上 | 3.0 | 55 |

（1993 Robert Wood Johnson Foundation Employer Insurance Survey）

【コスト削減が病院の経営を圧迫する例】
■スタッフのレイオフ：一時的に人件費削減から利益は上がるが、業務に支障をきたし、再雇用によるコスト増大。
■外注業者の過度の利用：コストは削減されるがサービスの低下が病院スタッフ、患者の満足度に影響を及ぼす。

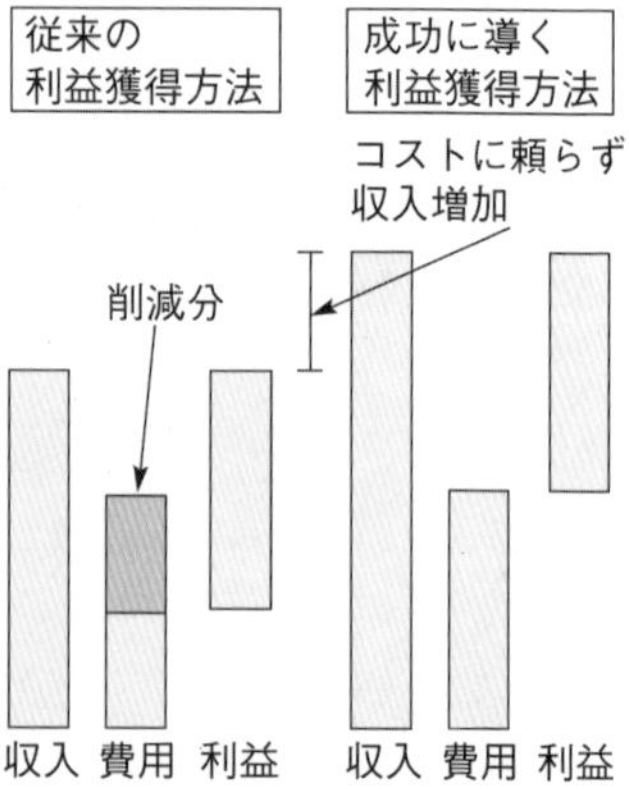


以上から、フロリダの西海岸で病院経営者がいちばん注目すべき点は、三都市とも、一〇人以下の小規模民間企業が七割以上を占めるので、病院は、雇用者から提供されるべき医療保険を持たない患者層の医療に「未払いのリスク」を考慮することである。さらに、「無保険の患者層がＥＲに掛かる率」と「ＥＲの治療費の回収率」が及ぼすリスクも含めて戦略を練るべきである。
　結果的には、未保険患者の受け入れを避けられないので、ＥＲをいかに効率よく経済的に医療を提供するかが経営の鍵を握る。（→コスト削減に貢献）
　次に、病院の収益を増加させるための手段が必要となる。五〇人以下の企業が九割以上を占めることから、これらの会社は自社で医療保険を持たず、いわゆる日本の政管健保にあたる民間医療保険会社と契約して、従業員に医療保険を提供していることに、注目すべきである。そして、患者数の多い医療保険会社と、頻度の高い疾患を割り出して、さらにそのなかで利益率の高い疾患、低い疾患を調査する。

主要保険会社と頻度の高い疾患

| 保険会社名 | 頻度高い疾患 | |
|---|---|---|
| | 収益性高い疾患 | 収益性低い疾患 |
| A社 | | |
| B社 | | |
| C社 | | |

↑患者数

こうして、利益率の高い疾患の患者を、さらに囲い込めるようにマーケッティングを行なって病院の収益増加に結びつける。

一方で、患者数が多く収益の上がらない疾患は、収益に要する要因を徹底的に解明して改善の可能性を調べる。もし改善に要する投資が結果的に収益に結びつくなら、「先行投資」として思い切った決断が必要である。第11章で紹介するシカゴのノースウェスタン記念病院は、一九八八年に

「今、病院の建て替えを始めないと将来の競争に勝てない」と病院の取締役会を説得し、多額な負債を抱えながらも、病院の建て替えを決断した。

他の例として、病院スタッフの仕事に対する満足度が患者の満足度に直接に影響することから、病院は病院スタッフと患者の満足度の調査に投資して、間接的な収入増加を期待する例もある。しかし、この成果は財務諸表に直接反映させることが困難なために、間接的効果を狙う投資をためらう病院は多い。

## ○○● 総括「ビジネスの鉄則：収益とコスト」

アメリカも日本の病院と同じように、政府からの医療費削減のため、患者からの収入源は圧縮されつつある。しかし、高度医療技術、薬剤費、人件費などのコストは増加の一途をたどっている。このように厳しい経済状態で病院が生き残るには、「収益増加」と「コスト削減」のバランスを考えた経営戦略が必要なのである。コスト削減だけに焦点を絞り収益増大の対策を立てないと、いったん病院が赤字経営に陥ってしまうと回復することが非常に困難になる。

それでは、どうすれば収益があがるのだろうか。競争の激しいレストラン、航空、ホテル業界のように成長しきった飽和状態の業界でも、必ず勝者は存在するのである。顧客のニーズ、隙間を突いた会社が生き残るのである。アメリカの病院もこれに気づいている。たとえば、シカゴ大学医学部付属病院ではディズニー社にコンサルティングを依頼して、新しいサービスを小児科病棟で開始した。小児患者は、常に親の声を聞きたがっているが、仕事を持つ親に二四時間の付き添いは無理な話である。これを、解決するためベッドの隣にディズニー・キャラクターの小児患者専用電話を設置している。この電話にはあらかじめ小児患者の母親からのメッセージが吹き込まれており、子どもはいつでも母親の声を聞ける。この電話サービスは、夜に寝付けない小児患者に効果を発揮しているそうだ。さらに、同病院は、病院のスタッフをオーランドのディズニー大学に国内留学させ、視野を広げて競争相手の病院が思い付かないようなサービスを出し続けられるように努力している。

**文献**

一、Miller Hutton: Problems in Health Care Low Right Edition, Aspen Publication, Inc., 2000
二、www.cmanet.org/publicdoc.cfm/538/207/PRESS/221

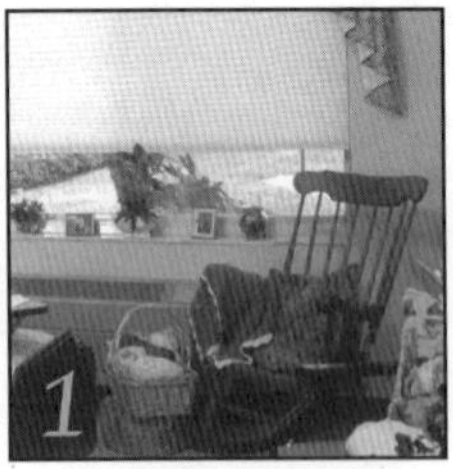


# 第9章

## 揺れ動くアメリカのメディケア「在宅介護医療・Home Health Care」：前編

一九九七年八月五日、クリントン大統領がBBA法案（BBA用語一〇頁：Balanced Budget Act）に署名をした時点から、在宅医療に携わる医療機関は、厳しくなる将来を予測して揺れ動きはじめた。その法案は二〇〇〇年の一〇月一日から「メディケア（老人保険）」のなかに属する在宅医療費の医療施設に対する支払い方式を、コストベースの「出来高払い」から「暫定支払い方式（Interim Payment System）」を経て「包括支払い方式（PPS用語二八頁：Prospective Payment System）」に移行することが、決定されたのである。

日本の「介護保険」はアメリカでは「メディケア」の一部と民間の「長期療養型医療保険（Long-term Care Insurance：LTI用語二三頁）」の一部が該当する。この章では、メディケアが提供している在宅介護医療について、介護サービス内容と、在宅医療組織の財政面について話を進める。

## ●○○○○　アメリカ版介護保険「メディケア」と「私的長期療養型医療保険」

日本の介護保険は、居宅サービス、居宅介護支援、施設サービスが一つの保険でカバーされているが、アメリカは「メディケア」と「私的長期療養型医療保険」の二つの保険から成り立っている。メディケアは、連邦政府が六五歳以上の高齢者に提供している老人保険なので、ほとんどの高齢者に提供される。メディケアの在宅介護でカバーされないサービスは、私的長期療養型医療保険を使うか、全額自己負担になる。しかし、私的長期療養型医療保険は民間保険なので、すべての高齢者が加入しているわけではない。つまり、多くの高齢者たちは、基本的な在宅看護医療を提供しているメディケアに頼っていることになる。

【メディケア：在宅介護医療の内訳】
連邦政府が六五歳以上の高齢者に提供する医療保険
■高度介護療養施設（Skilled Nursing Facilities）の使用
入院日数が三日を越えた時点で、高度介護療養施設の入居が可能。
高度な治療を必要としない寝たきり状態の入居はカバーされない。
病院退院後三〇日以内に高度介護療養施設に入居する手続きを取らなければいけない。
　患者自己負担額：
　・最初の二〇日間はメディケアから支払われる。

・二一日から一〇〇日までは一日につき九五・五ドルの自己負担
・一〇一日め以降は全額自己負担。

■訪問看護、ホーム・ヘルスケア

医学上必要な（手術後など）在宅看護は、メディケアから支払われる。しかし、慢性疾患による訪問看護や家事援助、二四時間在宅看護、処方箋薬（点滴薬も含む）はカバーされない。

■ホスピス

余命が六ヵ月以内と診断された時点で適応される。

【私的長期療養型医療保険（Long-term Care Insurance：LTI）】

長期治療を提供する民間医療保険。この医療保険は雇い主の会社が定年退職した社員に提供する場合が多い。しかし、メディケアのように決められたポリシーはなく、医療保険の会社によって、カバーされる内容はまちまちである。

【私的長期療養型医療保険がカバーする一般的な内容】

■ナーシングホーム　■老人ホーム　■デイケア　■老人専用住居施設　■家事援助

メディケアでは、糖尿病、アルツハイマー型痴呆など慢性疾患の在宅介護医療はカバーされていないので、これら慢性疾患に関連する身体介護、家事援助は、私的長期療養型医療保険を使うことになる。

## ○●○○○ メディケアでカバーされている在宅介護医療の背景

サラソタ記念病院の在宅介護部・部長のラザフォード氏は、「かつては、メディケアで賄われる在宅医療に対する連邦政府からの支払いに関しては、審査規定が存在しなかった。そのために水増し請求や架空請求が増加し、連邦政府のみならず一般市民がメディケアでカバーされている在宅介護医療に対して不信感を抱くようになった」と語る。さて、このメディケアでカバーされている在宅介護医療の背景はどのようなものであるのか。

### 一、施設数の推移

一九六六年に医師の治療、病院内での治療、在宅介護医療について、連邦政府が高齢者に対して医療保険を提供する。これが「メディケア」である。翌年の一九六七年はメディケア認定の在宅看護施設は一七五三施設であったが、一九八五年には約三倍の五九八三施設まで増えている[三]。当時は出来高払いであったことと、一九八二年に営利組織もメディケア認定の在宅施設として認められるようになったことが施設の増加に拍車をかけたようである。

一九八五年頃から在宅介護医療の水増し請求など、不当な行為に対して社会が疑問を抱くようになる。ついに一九八七年にＮＡＨＣ（National Association for Home Care）が実態調査を始める。

一九九五年、ＮＡＨＣが在宅介護医療は「コストを意識して患者治療を行なうべきである」と主張すると同時に、連邦政府は「不当な請求行為が、医療費の増加に加担している」と主張。この時

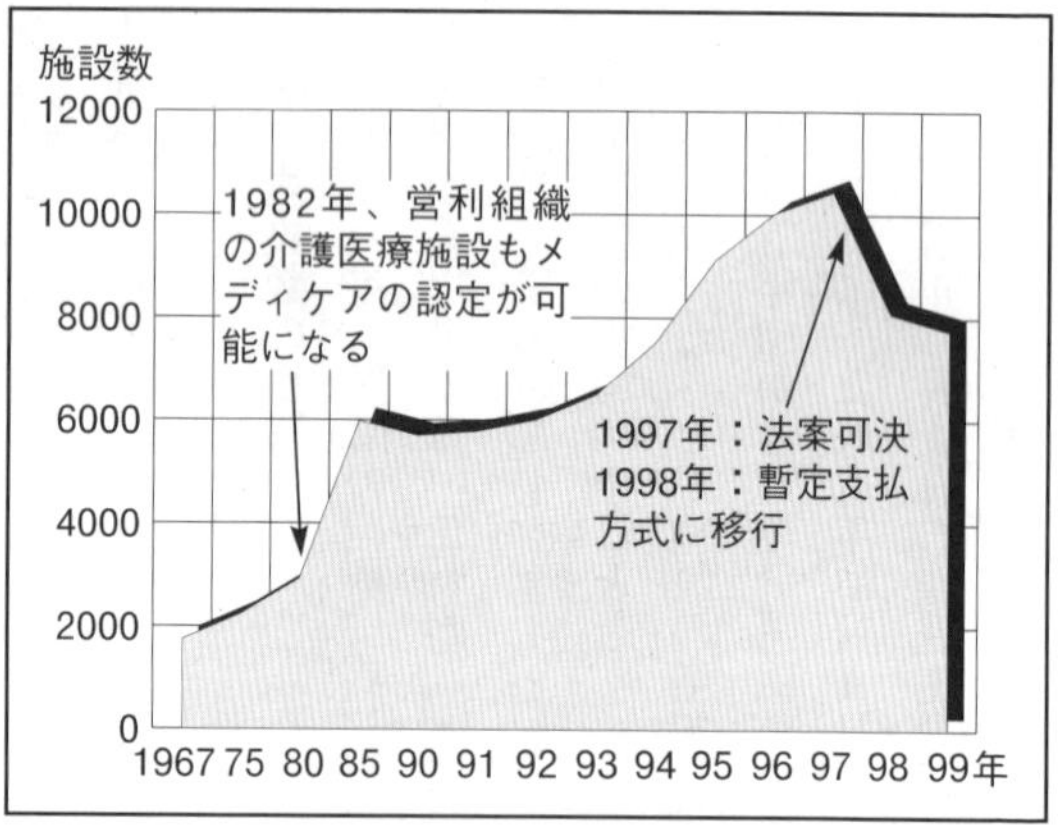


図12　メディケア認定介護・在宅医療施設数の推移
（Source: HCFA, Centerr for Information Systems Health Standard and Quality Bureau, 2000）

点から、包括支払い方式に対しての準備が活発になった。ついに、一九九七年、先に述べたコストベースの出来高払いから暫定支払い方式を経て、二〇〇〇年一〇月から包括支払い方式に切り替えるためのＢＢＡ法案に、クリントン大統領が署名した。これを機に在宅介護施設は減少しはじめる。一九九七年が最高の一〇四四四施設、そして翌年の一九九八年は七七四七施設に減少している。いかに一九九七年のＢＢＡがこの分野に影響を与えたかがうかがえる。

## 二、在宅介護医療費の推移

在宅介護医療に要するメディケアの医療費が、連邦政府の予算を圧迫し始めたことも、今回の包括支払い方式導入の大きな原動力になった。不正や水増し請求によって増加した在宅介護費は、一九九〇年から一九九七年ではメディケアの二・九パーセント（六一一〇億円：一ドル一三〇円として換算）から九パーセント（二兆三一四〇億円）までを占めるようになる。同期間において、介護・在宅医療を受ける高齢者は二〇〇万人から四〇〇万人まで増加する[三]。アメリカの会計監査院のレポートによると、八〇件の高額な在宅介護医療請求の四三パーセントは、「メディケアに対して請求はできない不当なものであった」と報告されている。

しかし、暫定支払い方式が採択された一九九七年を境に、メディケアの在宅介護に要する医療費は、一九九八年の一兆四〇〇〇万円が一九九九年には九五〇〇億円まで減少している。

## ○○●○○　コストベースの「出来高払い」から「暫定支払い方式」を経て「包括支払い方式」までの道のり

一九九五年、会計監査院の調査の結果、一刻も早く連邦政府議会はメディケアにおける在宅介護医療費抑制措置を取るべきだと結論づけた。しかし、いきなり出来高払い制度から包括支払い方式導入は困難だとして、包括支払い方式施行の二〇〇〇年一〇月までは暫定支払い方式を導入する法案が成立した。これが一九九七年のＢＢＡの経緯である[四]。

### 一．暫定支払い方式（ＩＰＳ：Interim Payment System）

以下の三つの方式のなかで、各施設に対してもっとも支払いが低額になる方法が取られる。
■実際に掛かったコストの合計。（このコストの算定方式に制限あり）
■一回あたりの訪問に要したコストの制限。病院施設に併設していない独立している介護・在宅医

表8　重症度値（Case Mix）の３つの分類

| | 対象となる項目 | 点数化の仕方 |
|---|---|---|
| 1．臨床状態 | 痛み | 高い　High<br>中度　Moderate<br>低い　Low |
| | 潰瘍のステージ | |
| | 傷 | |
| | 呼吸困難 | |
| | 失禁 | |
| | 点滴治療など | |
| 2．生活機能状態 | 食事 | 最大　Maximum<br>高い　High<br>中度　Moderate<br>低い　Low<br>最小　Minimal |
| | 用便 | |
| | 移動 | |
| | 歩行 | |
| | 衛生 | |
| | 着替え | |
| | 入浴 | |
| 3．社会復帰 | リハビリ治療の必要性など | 高い　High<br>中度　Moderate<br>低い　Low |

療施設の一回あたりの訪問に要したコストの中央値（Median）。この値の一〇五パーセントを適応。

■メディケア被保険者一人につき、在宅介護医療の年間コスト制限。

このように、効率よく経営しない限りは経営が成立しないのである。なかでも、影響が大きいのは「一回あたりの訪問コストの制限」である。以前は平均の一一二パーセントのコストを支払いの基本にしていたが、今回は中央値の一〇五パーセント値を用いるようになる。これによって、支払い率が一四から二二パーセントも減少することになる[五]。

## 二、包括支払い方式（ＰＰＳ：Prospective Payment System）

簡単にいえば「訪問介護版ＤＲＧ[用語一四頁]」である。在宅介護医療の場合は、疾患・治療を八〇群

表9　1996年度、循環器系疾患の退院後、在宅看護を受けるメディケア患者の割合

| DRG | Description | % |
|---|---|---|
| 127 | Heart failure and shock | 9.5 |
| 88 | Chronic obstructive pulmonary disease | 8.6 |
| 106 | Coronary bypass with cardiac catheterization | 29.4 |
| 107 | Coronary bypass without cardiac catheterization | 28.8 |
| 121 | Circulatory disorders with AMI and cardiovascular complication | 13.6 |
| 478 | Other vascular procedures with CC | 11.8 |

（Source: Medicare Payment Advisory Commission analysis of MedPAR data from the Health Care Financing Administration. June, 1998）

に分け、重症度値（Case Mix）を用いて算定する。この重症度値は、「臨床状態」「生活の機能状態」「社会復帰度」の三つに分類される（表8参照）。在宅介護医療は、六〇日間を一つのユニットとしてとらえて、そのユニットに対してDRGが適応される。したがって、在宅患者に対するマネージメントが、重要な鍵を握る。

## ○○○●○　入院日数の減少と在宅介護の関係

アメリカの平均入院日数は、一九八〇年代から減少し続け、その代わりに自宅で看護を受けるようになった。メディケアの入院患者が在宅看護を受ける割合は、一九八一年から一九八五年では九・一パーセントから一七・九パーセントにまで増えている[六]。なかでも表9が示すように、心臓バイパス手術では患者の約三〇パーセントが、病院を退院後、在宅医療を受けている。その背景に病院はDRGによって支払いを受けるので、入院日数が一日でも延びると利益は出なくなるので

表10　メディケア DRG 112 Percutaneous Cardiovascular Procedureにおける支払の現状

| | |
|---|---|
| サラソタ記念病院におけるMedicare Case Mix Index-DRG 112： | 1.92 |
| DRG 112 Percutaneous Cardiovascular Procedure | $4,100 |
| サラソタ記念病院の DRG 112 の支払額 | 1.92*4100＝$7,872 |

| | 入院数 4 日 | 入院日数 3 日 |
|---|---|---|
| 収入 | $7,872 | $7,872 |
| 費用 | | |
| 人件費 | $1,500 | $1,200 |
| 検査、投薬費 | $3,500 | $3,300 |
| その他費用 | $3,300 | $3,200 |
| | $8,300 | $7,700 |
| 利益 | −$428 | $172 |
| | マイナス | プラス |

1日の差が利益を大きく左右する

ある。具体的な例として、表10はサラソタ記念病院で試算されたデータである。データに表記されている疾患はDRGに基づいて病院に対して七八七二ドル（一二三万円：一ドル一三〇円で換算）の支払いを得る。人件費、検査、投薬、雑費を考慮すると、入院三日までは一七二ドルとなんとか利益は出ているが、四日目からは四二八ドルの持

表11　メディケアにおける1日当たりの平均請求金額

| | 1995 | 1996 | 1997 |
|---|---|---|---|
| 入院 | $1,909 | $2,071 | $2,121 |
| スキルドナーシング施設 | $401 | $443 | $454 |
| 在宅医療 | $84 | $86 | $88 |

（Source: The 1995 and 1996 hospital and SNF Medicare charge data are from the annual Statistical Supplement, 1997, to the Social Security Bulletin, Social Security Administration（Dec. 1997）Home care information from HCFA, Office on Information Services）

ち出しになる。病院の入院のＤＲＧ下では、在宅医療との連携が重要であることを実感していただけたであろう。

表11はメディケアの一日の平均請求金額である。たとえば一九九七年の例では、入院は一日につき二一二一ドル、高度介護療養施設用語三〇頁は四四三ドル、そして在宅医療は八八ドルなのである。患者を病院入院から高度介護療養施設に移行すると一六七八ドルの差額、在宅医療に移行すると二〇三三ドルの差額が生じ、医療費抑制効果が得られる。よって連邦政府にしてみると、治療をできる限り在宅医療に移行したいのが心情であろう。

## ○○○○● 総括「在宅医療の今後の課題」

アメリカでは、メディケアの被保険者である六五歳以上の高齢者は、収入の約二〇パーセントをメディケアでカバーされない医療器具や処方箋薬に費やしている[七]。しかも、メディケアの訪問介護費用は、糖尿病などの慢性疾患はカバーされていないので、私的長期療養医療型保険を使うか、自費で補うことになる。仮に、メディケアが適応される場合でも、在宅介護施設が減少すれば、適切な在宅医療を受けることが難しくなる。これについては、今後の課題である。

一方で、厳しくなる環境に対処するために、アメリカの在宅介護施設は、訪問看護に対する「クリティカル・パスウェイ」を確立しつつある。次章では、現場の活動に基づいたアメリカの在宅介護医療について紹介する。

## 文献

一、Bill Nelson: Medicare Supplement and Long-term Care Insurance 1998-1999, The Florida Department of Insurance

二、Basic Statistics About Home Care 2000: http://www.nahc.org/Consumer/hcstats.html#en1

三、HCFA: Testimony Kathy Buto, Deputy Director Center for Health Plans and Providers Health Care Financing Administration on Home Health Care Payment Reforms before the Senate Permanent Subcommittee on Investigations, June 10, 1999

四、Corinne McSpedon: The Transition to Prospective Payment Changes the Face of Home Care, Managed Care Interface, May, pp 77-83, 1999

五、Transition to PPS: The Interim Payment System for Medicare Home Health Services, the National Association for Home Care, 1997

六、Basic Statistics About Home Care 1999: http://www.nahc.org/Consumer/hcstats.html

七、Editorial: Healthcare collision, Longevity and High Costs Increase Pressure to Reform Medicare: Sarasota Herald-Tribune, May 22, 2000

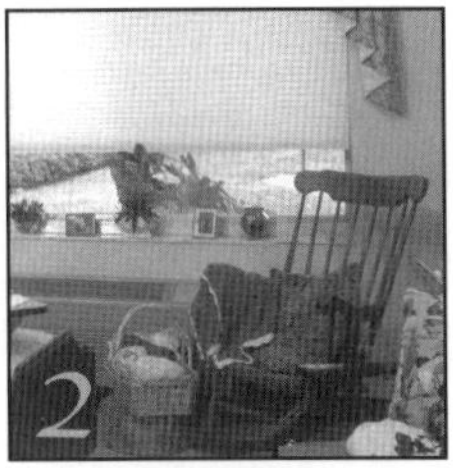

# 第10章
## 揺れ動くアメリカのメディケア
## 「在宅介護医療・Home Health Care」：後編・在宅介護の実際

現在、アメリカの高齢者は人口全体の一三パーセント。この高齢者層が処方箋数全体の四〇パーセントを占めているのである[一]。病院の入院患者の五〇パーセントは高齢者である。この現状を踏まえると、どこかで高齢者の医療費を抑制することが必要である。その矛先の一つがメディケアの在宅医療費の抑制に向けられた。これまでは入院日数を減少させて、在宅看護に力を入れることで解決していたが、在宅医療に包括支払い方式が導入されることで情勢は変化してきた。患者宅への訪問をいかに効率よく行なうかが重要になってきた。そのためには、「患者教育」によって、患者自身が積極的に治療に参加することが不可欠なのである。

この章では、効率性を重視した在宅看護について紹介する。

## ●○○○○○　入院と在宅医療

「もう数日入院させてほしい」

そう患者が病院に訴えても「あなたの保険は今日までしか適応されません。もし、二日延ばしたいのなら自費で支払えますか」と病院は質問する。

もちろん、医学的根拠があれば、保険会社は入院日数の延長を了承するが、そうでない場合は、保険の適応は認められない。メディケアの患者も入院日数は厳しく管理されている。たとえば、心臓バイパス手術においても、通常一〇日前後の入院後、医学的に入院を延ばす理由がなければ退院となる。

日本のように、「家族の介護がたいへんだから」とか、「仏滅には退院させたくない」などの理由は受け入れられない。一日の入院延長によって患者の自己負担が大幅に増えるため、「早期退院」とそれに付随する「在宅看護」の持つ意味は大きいのである。

日本ではまだ、アメリカのように平均入院日数が五・三日[二]の短期退院制度が普及するには時間を要するであろうが、アメリカは訪問看護施設との連携で短期間の入院を可能にしている。次に、心臓バイパス手術を実例にして話を進めたい。

## ○●○○○○　心臓バイパス手術の患者の例

アメリカの三大疾患といえば「心臓疾患」「悪性新生物」「心筋障害」である。心臓病患者の多いサラソタ記念病院は、とくに心臓バイパス手術後の在宅看護に力を注いでいる。

心臓バイパス手術を受けた患者は一〇日ほどの入院後、自宅療養となる。そこで、退院後二週間にわたって「在宅看護専門看護師」が患者宅を訪問して、患者の手術後の予後治療と患者教育を行なう。アメリカでは、手術の内容など高度な説明を医師が行ない、それ以外の患者教育については、看護師、薬剤師、栄養士がチームとなって患者や家族に説明することが多い。

　実際に、筆者が在宅専門看護師に同行して感じたのは、患者教育の徹底である。患者は、入院中から自分の病気や退院後のリハビリテーション、薬、食事について医師、看護師、薬剤師、栄養士から詳しく説明を受けることができる。そのうえで、在宅専門看護師からも詳しく指導が受けられるのである。

　次頁表12のように、心臓バイパス手術の患者に対しては、二週間の基本コースが設けられている。在宅専門看護師は、この基本にしたがって患者を訪問

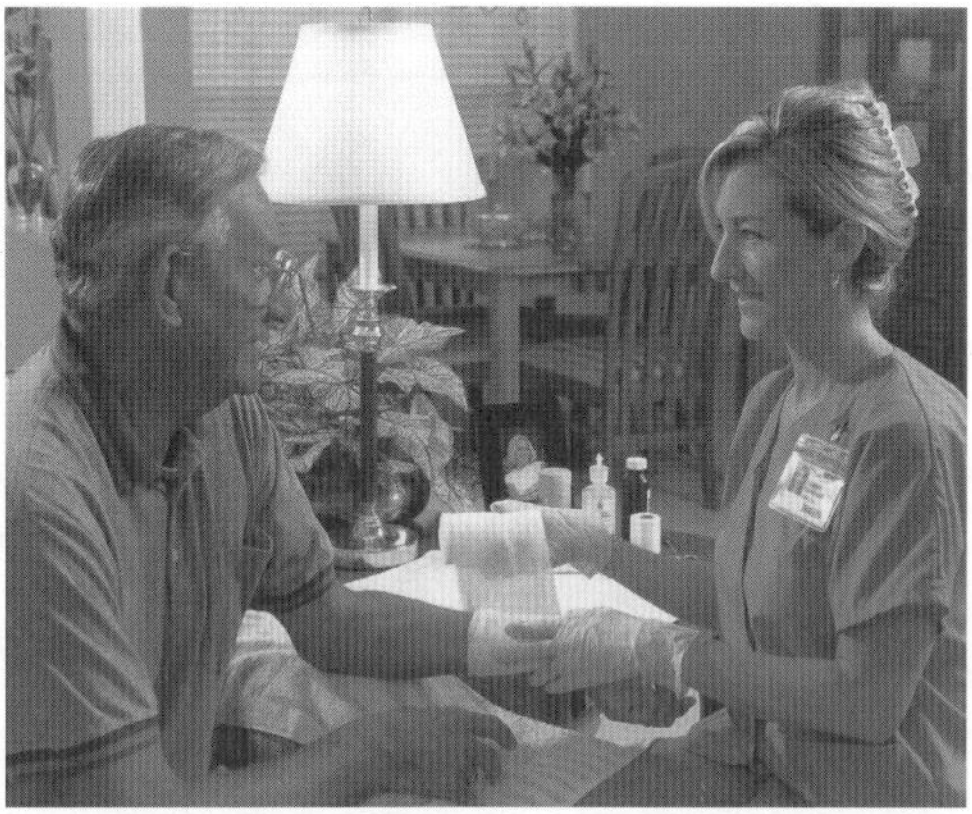

退院後も在宅専門看護師から、治療と教育を受けられる

表12　心臓バイパス手術2週間訪問看護プラン：患者教育を中心として

在宅看護の達成目標・得られる知識
■医師に連絡すべき兆候について
■どのようなとき、ER（救急医療）が必要か
■歩行などの運動をするにあたっての注意事項
■ペインマネージメント
■薬の服用方法
■食事療養
■夫婦生活について
■社会復帰

第1日目
■在宅看護による各自のゴール設定
■薬の飲み方
■歩行訓練の知識

第2日目
■薬の飲み方
■実際の歩行訓練方法
■食事療養
■ペインマネージメント
■浮腫マネージメント

第3日から7日
■2日目内容を含む
■着替えの仕方
■データを基に毎日の上達についてのカウンセリング

第8日から14日
■社会復帰に対する教育：ドライブ、夫婦生活
■軽い運動の仕方
■痛み、呼吸、食欲、気分についてのカウンセリング
■サポートグループとの連絡の取り方

する。在宅看護の成功の鍵は患者自身の「治療への参加」と「自己管理」にある。訪問看護の最終ゴールが決められているのでそれにしたがって、患者は、リハビリテーション法、生活習慣（入浴の仕方）など事細かに在宅専門看護師から指導を受ける。在宅看護開始時と、終了時の効果判定（アウトカム：Outcome用語二七頁）も実施される。たとえば、「運動機能の上昇」や「ペイン・マネジメントの効果として、鎮痛剤の服薬量の減少」などがアウトカムの指標となる。

### ○○●○○○
### 「サポートグループ」の重要性

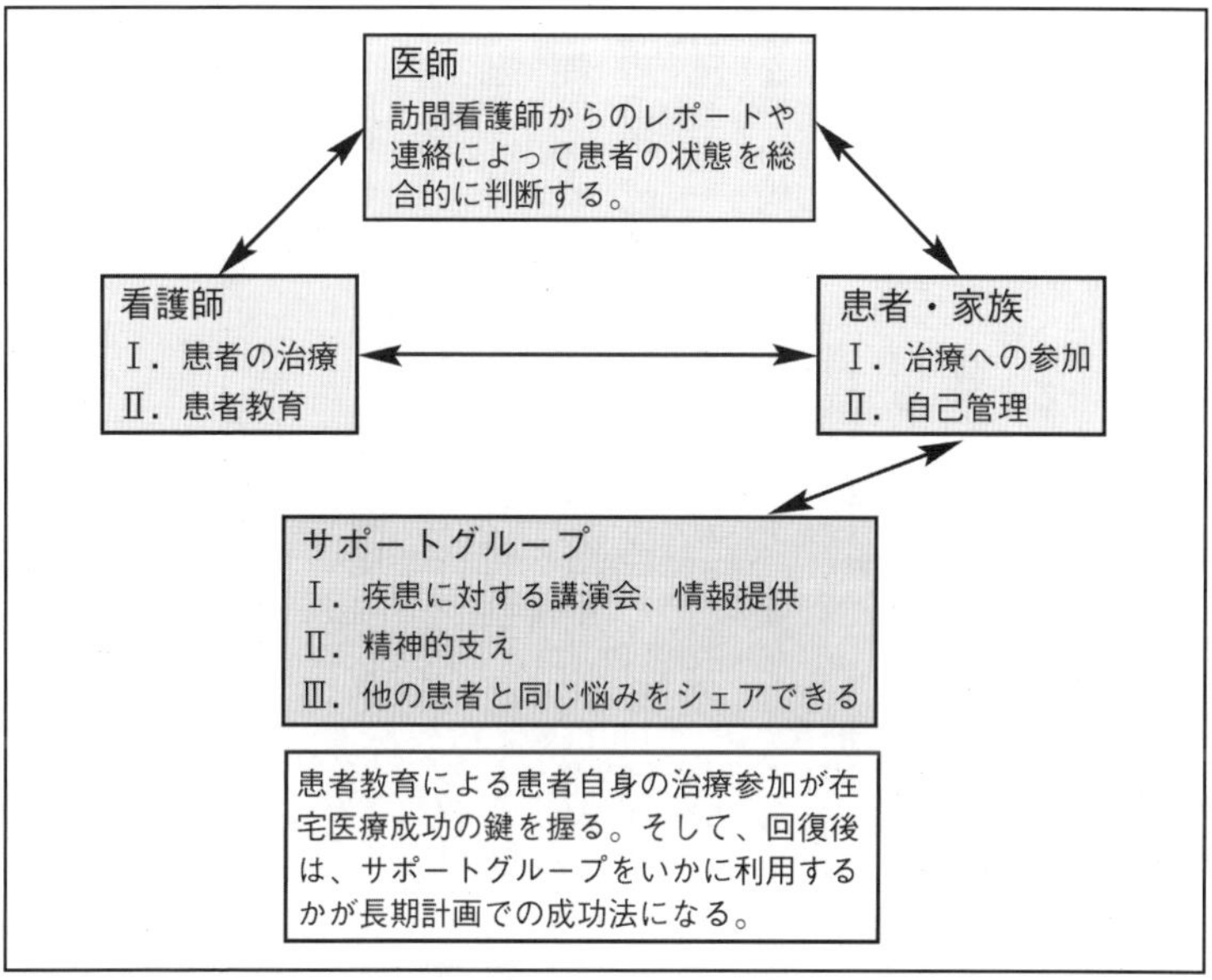
医師
訪問看護師からのレポートや連絡によって患者の状態を総合的に判断する。
看護師
Ⅰ．患者の治療
Ⅱ．患者教育
患者・家族
Ⅰ．治療への参加
Ⅱ．自己管理
サポートグループ
Ⅰ．疾患に対する講演会、情報提供
Ⅱ．精神的支え
Ⅲ．他の患者と同じ悩みをシェアできる
患者教育による患者自身の治療参加が在宅医療成功の鍵を握る。そして、回復後は、サポートグループをいかに利用するかが長期計画での成功法になる。

図13　訪問看護の医師、看護師、患者、サポートグループの関係

図13の「サポートグループ」に注目して頂きたい。「サポートグループ」は看護師、ソーシャルワーカーなどが中心となり、患者のカウンセリングに応じたり、患者の疾患教育を行なうのである。手術後のサポートに限らず、移植、糖尿病、エイズ、B／C型肝炎についても、専門の「サポートグループ」が患者をサポートしている。図13にもあるように、すべての治療終了後、患者に精神的な支えの必要や疾患に対して質問がある場合には、「サポートグループ」に連絡を取ることができる。これらのサービスは基本的に無料である。患者が自分の疾患管理に前向きだと、アメリカでは「サポートグループ」という強い味方が支えになってくれる。日本にも「サポートグループ」の今後

の可能性に期待したい。

## ○○○●○○　自己管理可能の術後セット

一九九七年を境に在宅介護施設が減少してきたことは、すでに述べたとおりである。そして二〇〇〇年の一〇月から開始されるメディケアの在宅介護医療の支払い方式が包括されるので、在宅介護施設は、一五パーセントの利益がカットされると報告されている。よって訪問看護はより効率的訪問管理が要求される。その一例として患者教育による患者の自己管理があげられる。それを可能にする「患者自己管理キット」を紹介したい。乳癌、心臓バイパス手術などの術後自己治療セット、喘息在宅セット、血圧自己管理セット、臓器移植術後セット、糖尿病管理セットなどが用意されている。

図14のように、患者自身が自宅でケアする機具はすべて備えつけられている。そして説明書は写真入りで、「処置前の手の洗い方」から「処置の仕方」まで懇切ていねいに記載されている。これで訪問看護師は写真に添って

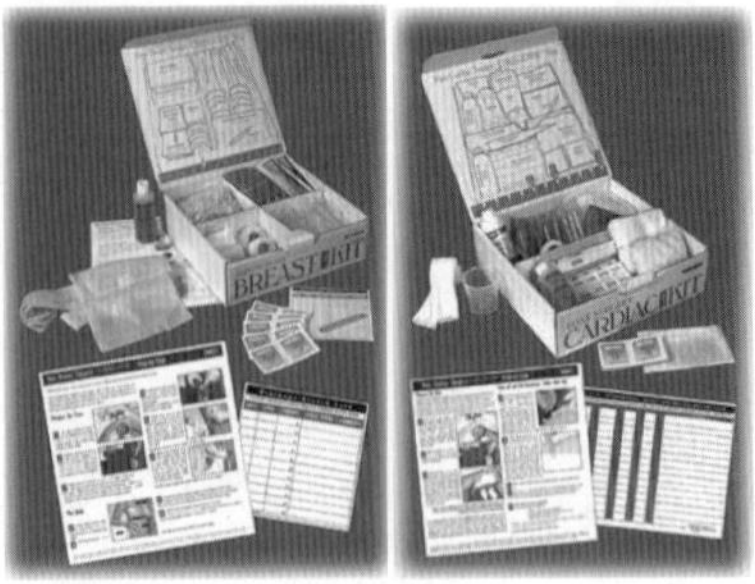


図14
左：乳癌手術後在宅自己治療セット
右：心臓バイパス手術後在宅自己治療セット

手短かに説明することができるので、訪問時間と回数の減少が可能になる。

## ○○○○●○　私的長期療養型医療保険（Long-term Care Insurance：LTI）

メディケアでカバーされない介護の部分については、この保険を使う。メディケアとの大きな違いは、手術後などの急性期の介護はメディケア、痴呆や慢性疾患の介護は私的長期療養型医療保険を充てる。

私的長期療養型医療保険は通常、退職者の退職パッケージのなかに含まれる場合が多いので、保険の内容は自分の雇い主と保険会社間で決められている。残念ながら、マネジドケアと同様に、雇い主は経費削減のために制限の多いプランに替えたり、ハイテク関連会社は被雇用者に対して私的長期療養型医療保険を退職プランから省く傾向にある[三]。

もし、自分の退職パッケージに、私的長期療養型医療保険が含まれていなければ購入すべきか？ナーシングホームはメディケアでカバーされない。三分の一の患者は本人、あるいは家族が費用を負担している。一年間のナーシングホームに要する費用は約四九四万円である（一ドル一三〇円として換算[四]）。年間三〇万前後の掛け金だと私的長期療養型医療保険に加入したいところだが、基礎年金だけが収入源なら、月々の掛け金を支払うだけの余裕がないので、加入は不可能に近い。

一方で、充分余裕があれば加入したいところだが、加入前にアルツハイマー症や慢性疾患をとも

表13　私的長期療養型医療保険の内容

| 保険内容＼保険会社 | Prudential -AARP | American Integrity | Medical Life |
|---|---|---|---|
| 65歳以上の1年間の保険料(円) | 23,640 | 10,080 | 13,000 |
| 75歳以上の1年間の保険料(円) | 42,840 | 26,010 | 33,690 |
| 保険の審査期間 | 21日 | 60日 | 21日 |
| 毎日のケアのカバーされる率 | 100% | 60% | 100% |
| 在宅ケアのカバー | あり | なし | なし |
| ケアに対する医師の判断 | 厳しい | あり | 厳しい |
| 再契約 | 可能 | 不可能 | 不可能 |
| 加入時の健康診断 | 書類 | 健康診断 | 健康診断と財務調査 |
| 契約終了日から保険が使えるまでの待ち時間 | 6ヵ月 | 6ヵ月 | 6ヵ月 |

1ドル100円として換算

掛け金は高いが、プランの内容は充実

掛け金は低いがプランの内容は制限が多い。雇用者が好むプラン。

なっているとその疾患については保険が使えないか、保険そのものが購入できない可能性も生じてくる。保険の内容を検討するには表13が参考になる。

実際の私的長期療養型医療保険の掛け金とプランを比べてみた場合では、表13のとおり、仮に自分が会社の経営者で、自分自身のプランを選ぶ場合と、退職する社員たちのプランを選ぶ場合では、どれを選ぶであろうか。自分の分は掛け金が高くても加入時の健康調査が書類だけ、そしてすべての介護サービスに対して支払いがなされて保険の再更新も可能なプランに加入するであろう。一方で、退職社員の分は掛け金ができるだけ低く、健康診断が厳しく、カバーされる介護サービスの限定が多く、保険の再更新ができないプランを選択するであろう。

## ○○○○○● 総括「常に改革中のメディケアに期待」

　この章で、メディケアでの慢性疾患の介護サービスについてが、今後アメリカ連邦政府の課題であることがおわかりいただけたであろう。連邦政府は、一歩進んで高齢者をできるかぎり疾患の予防によって健康を保つために、「予防医学」に力を入れはじめている。詳しくは第16・17章ＥＢＭの章で述べるが、メディケア負担による検診項目を充実させ、疾患の早期発見に努めている。これは、高齢者の「生活の質」の向上に繋がるばかりでなく、医療費抑制にも効果的である。

　すべての医療サービスがメディケアでカバーされることを臨むアメリカの高齢者たち。しかし、これを補うだけの財政が許されないので、連邦政府は将来を見据えたうえで最大限の医療を高齢者に提供している。

**文献**

一、Meeting Point, The Academy of Managed Care Pharmacy in Phoenix, Managed Care Interface, June, pp 68-78, 2000
二、Hospital Statistics 1999 Edition, America Hospital Association
三、HealthCast 2010: Smaller World, Bigger Expectations, PriceWaterHouseCoopers, November, 1999
四、American Health Care Association Study, 1993

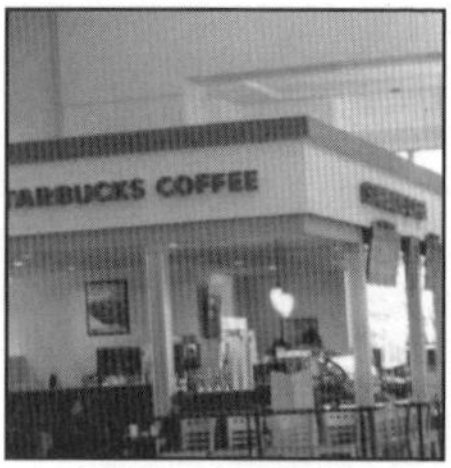


# 第11章 患者の満足度を一〇〇パーセント取り入れたアメリカの病院：シカゴの医療事情とノースウエスタン記念病院

シカゴ・ダウンタウンに一歩足を踏み入れると、世界のビジネスの拠点地であることを感じさせてくれる。それもそのはずで、現在はフォーブス五〇〇社のうち四七社が本社を置く世界的ビジネス街なのである。医療においてもアメリカ医師会、歯科医師会、外科医師会、病院協会、病院経営者協会などの本部や有名病院がシカゴに集中している。さらに、シカゴ周辺に病院が九五施設（合計二万五〇〇〇床）存在する。最近の調査によるとシカゴにおける医療産業は年間約三兆円、一二万三〇〇〇人が携わっているとのことだ。

**シカゴの代表的な病院**

■ノースウエスタン記念病院（Northwestern Memorial Hospital）
■シカゴ大学付属病院（University of Chicago Hospital）
■ロヨラ大学医療センター（Loyola University Medical Center）

### ■ラッシュ・プレスビトリアン・セントルーク医療センター（Rush-Presbyterian-St. Luke's Medical Center)

　このように、シカゴは医療とビジネスの拠点地である。そのために病院間の競争は当然のごとく激しい。この章では、アメリカの病院体系の歴史的な移り変わりと、患者の満足度を追求した病院例として、一九九九年五月に完成したノースウエスタン記念病院を取り上げたい。そして、女性患者のニーズについてもあわせて紹介する。

## ●○○○　チャリティー目的の病院から患者のニーズに合わせた病院になるまでの三つのステップ

　現在のようなアメリカの病院が成立するまでの経緯は、大きく三段階に分けられる[3]。

### 一、第一段階

　一八○○年代半ばにアメリカ初の病院が設立された。代表例がニューヨークのベルビュー(Bellevue）病院やボストンのマサチューセッツ総合（Massachusetts General）病院である。これを機に、医療技術の進歩が始まる。

## 二、第二段階

一九〇〇年当初、医学は科学知識に適応しはじめた。現在のジョンズ・ホプキンズ（Johns Hopkins）大学病院[*1]は、科学技術に基づいて治療を行なう病院として誕生した。このころから病院数は急速に増加する（図15）。そして、時代は第二次世界大戦へ突入する。戦争の勃発によって社会の構造自体が変化しはじめたところで、第三段階を迎える。

## 三、第三段階

第二次世界大戦ごろから医療構造にも組織運営に関する要素が入りはじめる。そして、病院運営に経営要素が必要になりはじめたのも、この段階に入ってからである。テキサス州のベイラー病院が、病院費用をカバーする医療保険の原形を作り出す。これが「ブルークロス（Blue Cross）保険」となる。その後、医師の治療費をカバーする「ブルーシールド（Blue Shield）保険」が設立されて、現在の民間医療保険制度の基礎が築かれる。

一方、一九四六年に施行された「Hill-Burton Act用語一九頁（Hospital Survey and Construction Act）」は、低額所得者も含め国民に対して医療施設のアクセスを向上させるために医療施設の建設・修復に対して補助金を与える法案である。この法案が施行されたあと、一九七八年に病床が五〇万を越えた時点で満了し、廃止された。一九五五年には医療保険に対して非課税制度が認められるようになったため、雇用主は従業員に医療保険を提供しはじめた。

当時の医療保険は出来高払い方式であったため、患者は医療費を考えることなく「最高の医療」

を要求した。この風潮はその後も続いた。

一九六六年に連邦政府による高齢者医療保険である「メディケア（Medicare）《用語二五頁》」と低額所得者医療保険であるメディケイド（Medicaid）《用語二四頁》」が開始されたが、出来高払いであったために医療費を激しく圧迫した。連邦政府は、医療費の高騰を抑制するために、一九七三年、「HMO法案《用語一九頁》」の施行を経て、一九八四年にメディケアの病院の入院部分にDRG《用語一四頁》導入を図った。このような連邦政府の改革は病院の経営方針に大きな変革をもたらした。病院は、包括払いを念頭に置いたうえで、患者の医療に対する要求と営利組織による病院の出現によってますます競争が激しくなるなかで、「医療スタッフ」「医療設備」「アメニティー」のすべての面で質を重視した病院を創り出す結果となった。現在もアメリカの病院は、患者を囲い込むために多額の負債を抱えながら増改築を将来への投資として実施している。

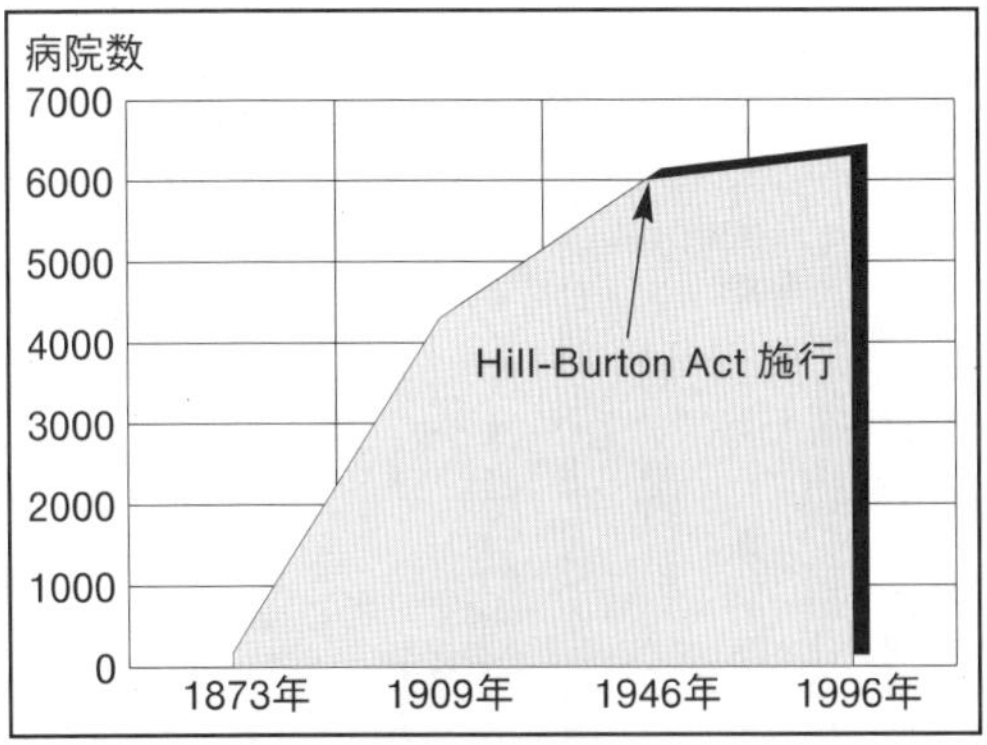


図15　アメリカの病院数の推移
（Health Care USA, An Aspen Publication, 1997）

＊一七八九年にボルティモア公立病院（the Public Hospital of Baltimore）が設立される。後に、今日のジョンズ・ホプキンズ大学病院となる。

## ○●○○ ノースウエスタン記念病院：患者の満足度と最新医療施設（設備）の追及

ノースウエスタン記念病院のＣＥＯであるマックレンバーグ（Gary Mecklenburg）氏は「シカゴの都市感覚を最大限に生かして、シカゴのビジネス界とともに働くことは、目覚ましい変化を遂げる医療産業の分野において大きな味方となる」と述べている[三]。一九八八年に着工された同病院の改築プロジェクトにこの概念を取り入れ、一九九九年五月にみごとな新病院が誕生した。

話は、現在の病院の改築計画が持ち上がった一九八八年にさかのぼる。この計画は当時イリノイ州では最大の民間基金による建設事業であり、アメリカ最大規模の病院増改築計画であった[四]。マックレンバーグ氏は当時の病院ボードメンバーに対して「病院の建て替えには多額の投資が必要である。負債も増えるが、今この機会を逃すと将来患者を失うことになる」と言って説得した[五]。

一九九四年一〇月に新病院の施工が着手され、一九九九年五月に完成した。まさに、現在を代表する最新鋭の病院の誕生である（写真1）。開院式に出席した当時のヒラリー大統領婦人（現在はニューヨーク州上院議員）は祝辞のなかで「Patients First Philosophy（患者第一主義の精神）」を実現した病院として賞賛していた。

表14　2000年度、ノースウエスタン記念病院の概要

| |
|---|
| 所在地：シカゴ・イリノイ州 |
| 病床：720床　完全個室 |
| 年間外来患者数：304,139人 |
| 年間入院患者数：42,992人 |
| 平均入院日数：4.12日 |
| 年間出産数：7,296件 |
| 年間入院手術数：10,081件 |
| 年間日帰り手術数：15,584件 |
| 新病院の総面積：60万平方メートル |

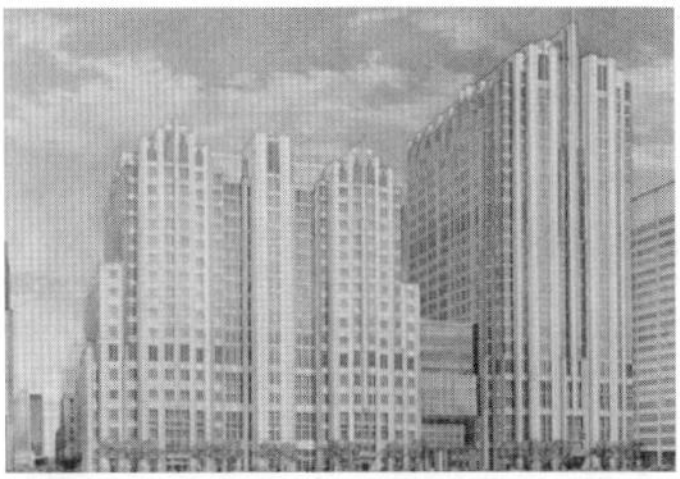
写真1　ノースウエスタン記念病院

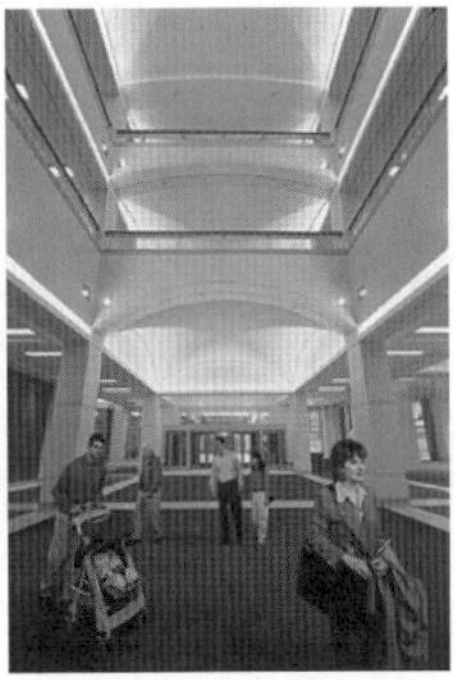
写真2　メインロビー

ノースウエスタン記念病院はシカゴ市街のメイン・ストリートであるミシガン通りを少し外れた場所に位置する。大きな看板は出ていないので、オフィスビルと勘違いしてしまいそうである。さて、メインロビーに進んでみる（写真2）。上を見上げると天井まで吹き抜けになっており、建物の至る所に曲線を使用してあるので、慌ただしいビジネス街のシカゴを感じさせない。広々としたロビーにはソファーが設置されている*。日本でも話題のスターバックス・コーヒーのカフェテリアや一般の書店も一階にあるので、一般のビジネスマンも気軽に立ち寄れるようになっている。筆者も訪れてみたが、病院らしさはいっさい感じられなかった。あとで聞いてみると、これは重要な顧客集めの戦略でもあったらしい。

エレベータに乗って病院のカフェテリアに進んでみる。カフェテリアも患者のみならず一般顧客の両方を意識してモダンな造りになっている。サンドイッチ、オリエンタル料理、パスタ

*アメリカの病院は、原則的にER（Emergency Room）以外は予約制なので、日本のように外来患者で病院の待合所が込み合うことはない。

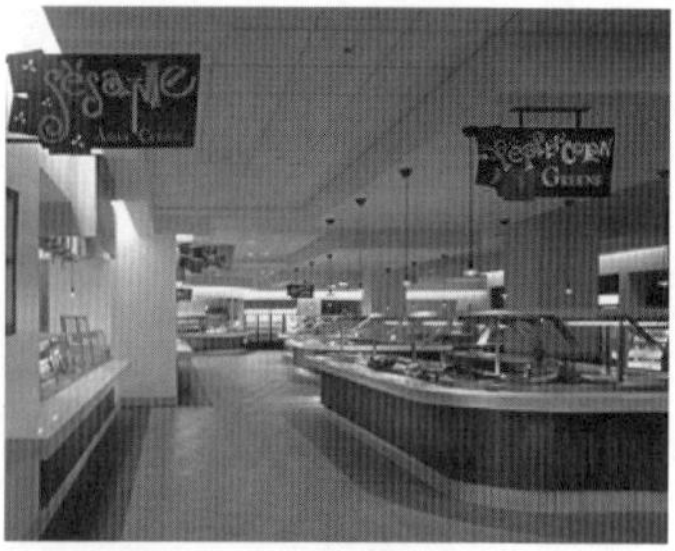

写真3　カフェテリア

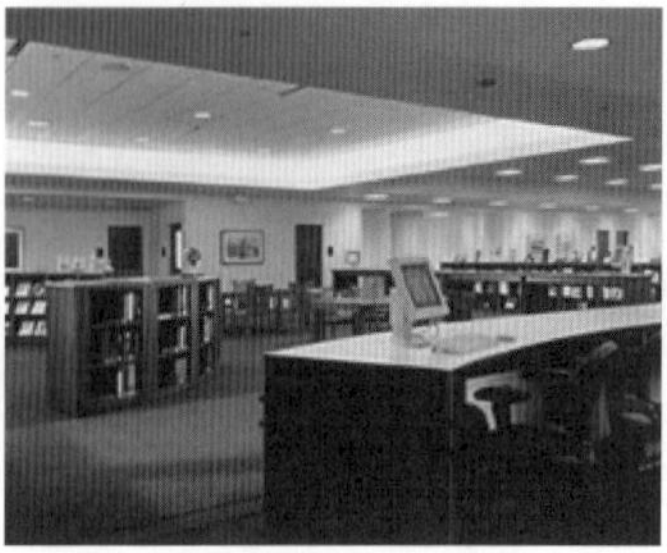

写真4　健康学習センター

料理など、さまざまな国の料理が用意されている。これは、病院を訪れる人種が多様化しているアメリカ人や外国人の好みに配慮した結果でもあろう。好きなものをトレイにとって会計に進み、会計を出るとそこからしゃれた食堂ホールになっている。壁には、人種の多様性を意識したさまざまな文化を代表する絵画が掛けられている。

一方で、夜間も勤務するスタッフや、患者の家族のために、二四時間営業のエクスプレス・カフェテリアも営業しており、サンドイッチやピザ、サラダなどの購入が可能である。

健康学習センター（Health Learning Center）は、患者のみならずシカゴ住民に対する寄贈施設でもある。この施設は患者教育に重要な役割を果たしている。一見すると図書館のように見えるが、よく見ると各種臓器の模型、疾患に関する本、ビデオ、インターネット・アクセスまで可能なコンピュータが備えられている。患者に限らず誰でも自由に利用できる。アメリカでは疾患の告知を行なうこととあいまって患者教育に熱心である。日本の主要病院にもぜひこのような施設を作ってもらいたいものである。

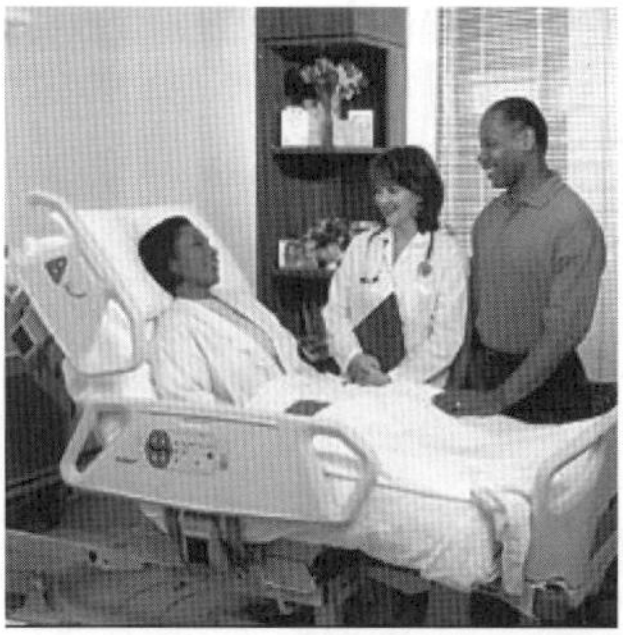
写真5
病室

病棟に進んでみる。約七二〇の病室はすべて個室になっており、家具、リクライニング・ベッド、大きな窓、トイレとシャワーが備え付けられている。そして写真5のように、室内は家庭的な雰囲気を出すように工夫がなされている。このような工夫が、患者をリラックスさせて回復を早めることができるのだそうだ。写真5に写っている窓の下にはソファーがある。このソファーは、家族の宿泊に利用できるように簡易ベットにもなる。どこまでも患者と家族の満足度を追求する設計には、脱帽してしまった。

ここで消毒について触れてみたい。マックレンバーグ氏は「院内感染は、手洗いを怠った医療従事者に起因するため、これを防止することが病院、患者に貢献する」と述べている。写真には写っていないが、病室の入り口には洗面所が備え付けられており、医療従事者が患者に触れる前に手を洗ったかどうかが、患者のベッドから見えるようになっている。さらに医療従事者には、患者に触れる際に、必ず洗面所の横に備え付けられている使い捨てのゴム手袋を着用することが、義務づけられている。同一患者の診察中、一度でも脱いだ手袋は再使用せずに新しいものに取り替えるという徹底ぶりである。感染予防を徹底しているアメリカの病院だからこそ、患者は他者からの感染を気にせずに治療を受けることができるのである。

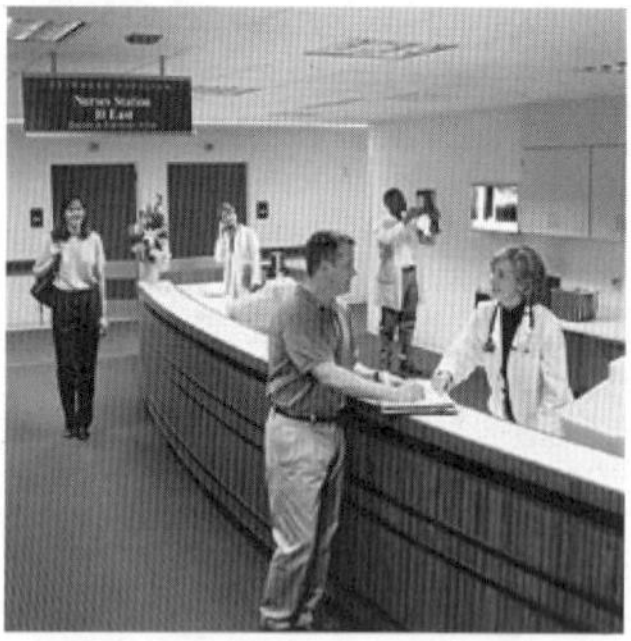

写真6　ナース・ステーション

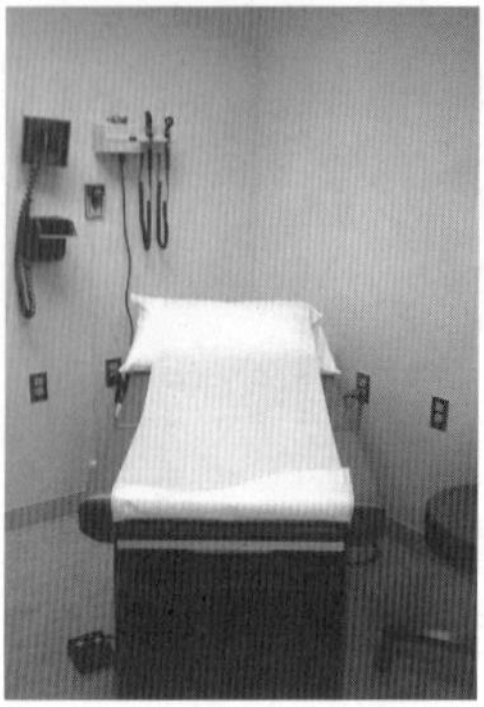
写真7　診察室

ナース・ステーションに寄ってみる。写真6のようにカウンターは微妙に曲線を描いている。このちょっとした工夫が患者に対して安心感を与えるそうである。そしてカウンターの高さは低く設計されており、車椅子の患者ともアイ・コンタクトができるようになっている。

### ○○●○　女性を意識した病院構造

日本でもアメリカのように、女性患者を顧客として、女性の立場に立った医療サービスを提供することは、これからの病院経営の鍵を握るであろうと思われる。ノースウエスタン記念病院からそのノウハウを紹介したい。

アメリカの病院は、女性患者に対して不快感を与えないように、最大限に工夫がなされている。同病院のリン乳がんスクリーニングセンター（The Lynn Breast Screening Center）の例を取ってみよう。扉を開けて受け付け兼待合室に入ってみる。日本の病院のように病院らしい横並びの椅子はなく、円形のソファーが用意されている。そのうえ、女性を意識した簡易コートルームも用意されている。

受付終了後は診察室に入るわけだが、この診察室は写真7のように完全な個室になっているうえ、部屋と部屋はカーテンではなく壁とドアで区切られており、女性患者のプライバシーは完全に守られている。写真の右上に用意されている機具で、バイタルサインなどの基本的なチェックは効率よく済ませられるようになっている。婦人科の診療や乳癌検診は、女性の立場を考慮して、使い捨てのガウンや下半身を覆うシートが用意されている。さらに、ベッドのシーツは使い捨ての紙が使用されているので、患者は常に清潔なベッドで診療が受けられる。

男性医師が診療にあたる場合は、女性の看護師と一緒に診察室に入ってくる。これは日本でも同様だと思うが、医師は女性患者をリラックスさせるために、医師自身と看護師の簡単な自己紹介も行なうこともある。アメリカの医師たちは、女性患者とのコミュニケーションの取り方をよく心得ている。

このように「女性患者にフレンドリー」な病院は新たな病院経営のヒントになると、筆者は予想する。

## ○○○● 総括「『Hospitality 精神』の重要性」

一九四二年の「Hill-Burton Act」を境に、アメリカの病院を取り巻く環境に大きな変化が現れた。出来高払いの医療保険（Indemnity insurance）により最高の医療を求める患者たちの要求と、それに応える高度先進医療技術・設備と医療スタッフたち。出来高払いの医療保険がマネジドケア型の保険に取って代わられた現在でも患者の医療に対する要求は変わらない。そのために現在のような患者の満足度を上げるためのアメニティーの充実が求められるようになったのである。

建て替えに挑むアメリカの病院は、多額の負債を覚悟のうえで将来に投資している。病院という典型的なイメージを拭い去り、患者にホテル並みの施設でリラックスして治療が受けられる病院を提供する。この概念がアメリカの医療に定着しつつあるように感じる。

女性患者については、女性の要求するきめ細やかなサービスが医療にも求められている。ノースウエスタン記念病院に限らず、筆者が在住していたフロリダ州のオーランドにも高級ブティックと勘違いするような婦人科クリニックが存在していた。

今回のノースウエスタン記念病院の見学を終えて、「Hospital」は「Hospitality精神用語二〇頁」がいかに重要か再認識し、この考えを病院経営に生かすことで、同病院は競争の激しいシカゴで生き残っているのだと実感した。

### 文献

一、Geoffrey Johnson and Dennis Rodkin: Best Hospitals, A Guide to Top Care and Innovative Treatments at Chicago's Outstanding HealthCare Facilities, Chicago, January, pp 65-73, 2000
二、Stephen J. Williams and Paul R. Torrens: Introduction to Health Services, Delmar Publishers, 1999
三、Peter Cunningham: Chicago, Leading America's Urban Renaissance, Forbes, November 2, 1999
四、ノースウエスタン記念病院発行資料：The Celebration of the New Northwestern Memorial Hospital, April 一四、一九九九年
五、ノースウエスタン記念病院ＣＥＯインタビュー：Chicago Tonight, Channel 11, 一九九九年五月二七日

本章の写真1から6までは、ノースウエスタン記念病院の広報部による提供。

## 「マネジドケア」を語るにあたって

第12章「アメリカのマネジドケア」を最初に執筆した二〇〇〇年の一月から、すでに二年が過ぎようとしている。その間、筆者も実際に、異なる地域や雇用主から提供された数種類の「マネジドケア」の民間医療保険を使った。そして、転職する時は、無医療保険の経験も味わった。そこで感じたのは、一言でアメリカのマネジドケアの善し悪しは言えないことである。日本では、マネジドケアは制限が多すぎて「質の良い医療が受けにくい」など、否定的な意見が大半である。しかし、筆者の経験からすると、マネジドケアが日本で報じられているほど質の悪い医療保険とは思えない。筆者が、ワシントン大学の大学院時代、ロースクール（Law School：法学部）出身の学生が、「マネジドケアの民間医療保険を持っているアメリカ人のほとんどは、自分たちの医療保険に満足している。不満を持つ少数のアメリカ人の意見が、メディアを通じて報じられているので、マネジドケアに対する批判が多いように感じてしまう」と話していたことを思い出す。大学院時代は、クラスメートのコメントに半信半疑であったが、現在ではクラスメートの意見に賛成である。

日本のマネジドケアの報道は、サンフランシスコ、ロサンジェルス、ニューヨーク、ボストンなどの大都市のことや大学付属病院・研修指定先病院に集中しており、その情報に偏りが生じている。表15のように、州ごと、さらに同じ州内でも都市が変わればマネジドケアの浸透率に開きが生じる。たとえば、カリフォルニア州のＨＭＯ浸透率は四〇・四％、これに対して同じ西海岸のワシントン州は

表15　1996年度、各州人口に対するHMO加入者の割合（抜粋）

| 州 | 割合（%） |
|---|---|
| カリフォルニア | 40.4 |
| ジョージア | 9.3 |
| アイダホ | 1.4 |
| イリノイ | 16.7 |
| ルイジアナ | 9.1 |
| マサチューセッツ | 37.8 |
| ニューヨーク | 24.0 |
| オレゴン | 41.0 |
| テキサス | 12.6 |
| ワシントン州 | 18.9 |
| 全米平均 | 21.4 |

（Book of Health Insurance Data, 1997-1998: The Health Insurance Association of America, 1998）

一八・九パーセントである。

　マネジドケアに対する意見は、日本を含めて諸外国でもさまざまだ。12章と13章で述べるとおり一長一短ある。そして、日本のみならず諸外国とも、「財政」「高齢化」「医療の質」の三つの要素のバランスを考えた医療改革には、苦戦を強いられている。このような状況下では、日本も一点集中型のマネジドケアの考え方から一歩進んで、既存するマネジドケアのなかから日本に生かせるノウハウを収集するのも、有効な一つの解決策ではなかろうか。

　12章ではアメリカのマネジドケアの現状、13章では諸外国の医療改革の取り組みについて紹介する。なお、マネジドケアを語るにあたって、アメリカの医療保険の種類を次にまとめてみたので御参照いただきたい。

アメリカ医療保険の基本公式

医療保険＝政府提供医療保険＋民間医療保険

3種類の政府提供医療保険

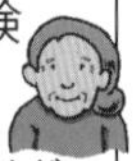

- 老人保険：メディケア
- 低額所得者保険：メディケイド
- 現役・退役軍人関連保険

＋

2種類の民間医療保険

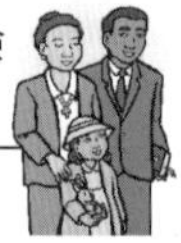

- マネジドケア型保険
- 出来高払い保険

ポイント

65歳以上の老人、低額所得者、一部の身体障害者や透析患者、軍関連従事者以外は、民間医療保険に加入。

## これ以上簡単に説明できない
## 【アメリカ医療保険のしくみ】

アメリカの医療保険は、複雑に入り組んでいるように感じるが、基本の公式を理解すれば、それほど難しくない。ここでは、例外をできるだけ除いて、アメリカの医療保険の基本を述べる。

アメリカの医療保険は、二つに分けられる。「政府から提供される保険」と「民間保険会社が提供する私的医療保険」である。六五歳以上の老人、低額所得者、一部の身体障害者や透析患者、軍関連従事者・退役者以外は、多くは雇用者を通じて民間医療保険を私的購入する。

## その1　政府提供医療保険

| 老人保険<br>メディケア | 低額所得者保険<br>メディケイド |
| --- | --- |
| ● 65歳以上の老人対象<br>● 例外として、疾患によって若年層の加入可能（身体障害者・透析患者）<br>● 連邦政府に運営が任されている<br>● 基本的に保険内容は全米統一 | ● 低額所得者を対象<br>● 州政府に運営が任されている<br>● 州ごとに、医療保険の細かい内容が違う |

## その一　政府から提供される医療保険について

ここでは、軍関連医療保険を除いて説明する。政府からは、六五歳以上の高齢者（メディケア：老人保険と略）と低額所得者（メディケイド：低額所得者保険と略）に医療保険が提供される。

老人保険の治療範囲などの諸規定は、連邦政府が行なっている。したがって、全米どこでも老人保険の内容は同じである。老人保険は、六五歳以上で一定の条件を満たせば無料で提供される「パートA」と、約五〇〇〇円前後の月々の掛け金で提供される任意加入の「パートB」の二つに分けられている。「パートA」と「パートB」の違いは、老人保険の補足を参照のこと。

低額所得者保険は、州政府に諸規定が任されているので、州ごとに保険の内容に差異が生じる。たとえば、保険を持たないある一定の年齢までの子どもなら低額所得者保険を提供している州もある。

# その2　民間医療保険

| マネージドケア型保険<br>Managed Care Insurance | 出来高払い型保険<br>Indemnity Insurance |
| --- | --- |
| ● 患者が医師や病院などの医療機関にかかるとき、民間保険会社からなんらかの制限を受ける保険<br>● HMO、POS、PPOと呼ばれる保険 | ● 患者が医師や病院にかかるとき、民間保険から、制限を受けることなく医療を受けられる保険<br>● 現在でも、民間保険会社はこの保険を販売しているが、掛け金の高さから、ほとんどこのタイプの保険は見られなくなった |

## その二　民間保険会社が提供する医療保険

民間医療保険は、マネジドケア型保険と出来高払い型保険がある。

マネジドケア型保険は、患者が医師や病院などの医療施設に掛かるとき、何らかの制限を受ける保険である。マネジド（Managed）＝「管理される」と表現されているように、一定のルールに従って患者は治療を受け、医師も治療にあたる。

たとえば、マネジドケア型保険のなかでいちばん制限の多いＨＭＯは、被保険者は救急医療以外決められた掛かりつけ医（Gate Keeper または Primary Physician）に掛かることが原則である。患者は掛かりつけ医の判断で専門医に掛かることができる。ここで、専門医へのアクセスが制限されている。

マネジドケア型保険で、制限の少ないＰＰＯの例をあげてみる。ＰＰＯは被保険者の判断で、専門医に掛かることができるが、この場合、全米どこの専門医と

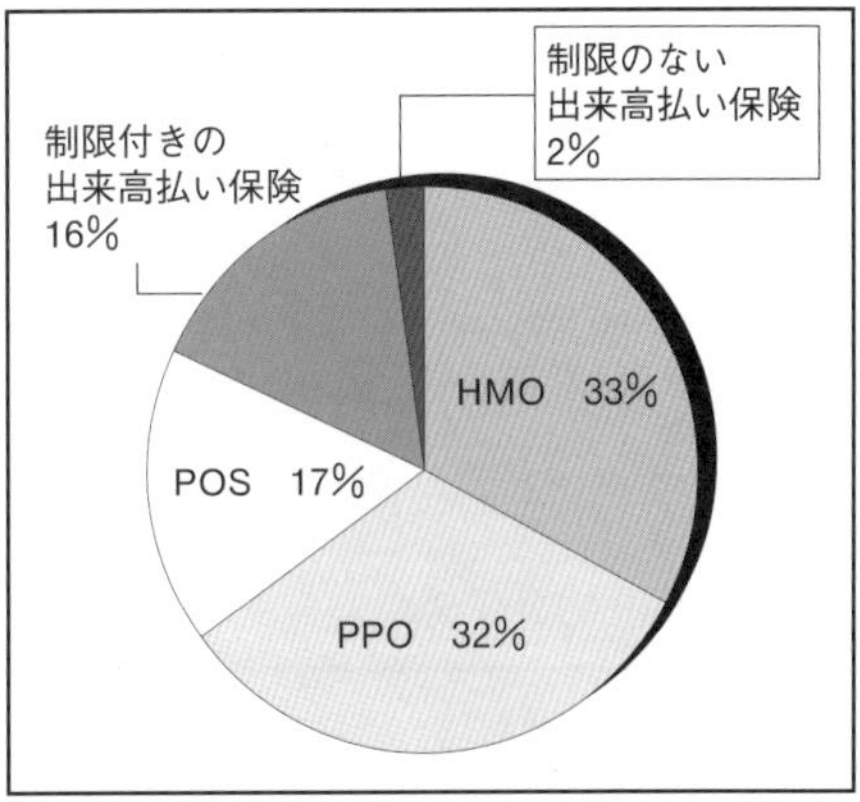


図16　雇用主が提供する民間医療保険
（KPMG Peat Marwick, 1997）

いうわけでなく、自分の契約している民間保険社から渡された専門医リストから選ばなければならないことが多い。ＰＰＯの保険によっては、専門医に制限をつけないものもあるが、その場合、自己負担金の割合が高くなったり、保険がカバーしない部分が出てくる。やはり、ここでも制限が働いているのである。

一方で、出来高払い保険は、患者の判断で民間保険会社から何の制限も受けずに、医師と医療機関を選べる。医師と医療機関も治療費のほぼ全額が民間保険会社から支払いを受けられる。ここで注意したいのは、この出来高払い保険が医療費高騰を引き起こし、このサービスを維持するために保険の掛け金が高額になったことが原因で、現在はほとんど、前述のマネジドケア型保険が出来高払い型保険に取ってかわった。その例として、雇い主が提供する民間医療保険では制限のない出来高払いは全体の二パーセントでしかない（図16参照）。

さて、老人保険、低額所得者、軍関連保険の提供を受けないアメリカ人は、民間保険会社から医療保険を購入しなければならないが、雇用主が民間医療保険を提供する場合がある。詳しくは後述するが、

## 補足：老人保険（メディケア）

| パートA | パートB |
| --- | --- |
| ● Hospital Insurance（病院保険）<br>● 65歳以上の高齢者に提供される保険<br>●月々の掛け金なし：無料 | ● Medical Insurance（医療保険）<br>● 任意の老人保険。パートAに加入していることが前提条件<br>●月々の掛け金：約5000円 |

被雇用者は、雇用者からの補助で掛け金の〇から二〇パーセントの自己負担で医療保険を獲得できる。雇用主は、マネジドケア型医療保険を好んで使う傾向にある。

失業者、一時解雇者、一時雇用者などは、自分で医療保険を購入しなければならないので、金銭的に余裕がなければ、無医療保険者になることが多い。

**補足説明　老人保険（メディケア）**

老人保険は、病院保険のパートAと医療保険のパートBに分けられる。

パートAは、一定の条件を満たし申請すれば、六五歳以上なら無料で支給される。現在九八パーセントの高齢者が加入している。病院保険のパートAでカバーされるのは、入院と高度介護療養施設に対する治療費である。二人部屋、投薬、検査、食事、看護料などが含まれる。

パートBは、パートA受給者ならば、月々の掛け金（約五〇〇〇円）を支払うことで受けられる任意老人医療保険である。この掛け金は、公的年金から自動的に引き落とされる。パートAは、入院と高度介護施設の「入院」に対する医療保険なので、外来治療はカバーされていない。したがって、外来部分を老人保険で受けたいなら、任意老人保険のパートBに加入しなければならない。パートBでカバーされるのは、外来治療にかかわる検査、予防医学（マンモグラフィー、前立腺検査など）、救急治療などで、外来処方箋は含まれない。

さて、メディケア・マネジドケア（老人保険）、メディケイド・マネジドケア（低額所得者保険）というのも存在する。政府と民間のどちらにあてはまるのだろうか？　これは、政府が民間に老人保険と低額所得者保険を委託した医療保険である。つまり、連邦・州政府は、民間医療保険会社の介入を老人保険と低額所得者保険に許可しているのである。民間保険会社は、連邦・州政府に代わってメディケアとメディケイドを提供しているのであって、メディケアとメディケイドがカバーしていない治療を補足する医療保険ではない。

しかし、連邦・州政府が民間医療保険会社に強制して委託しているのでなく、民間医療保険会社に選択権がある。よって、州によっては一〇〇パーセント連邦・州政府発行のメディケア、メディケイドの州もある。民間に委託された場合でも、基本的な諸規定は、連邦政府、州政府の規制に従っているが、次に述べるマネジドケア型特有の制限を受ける。

注意したいのは、マネジドケア型のメディケアである。先に述べたように、基本的な内容は政府が発行しているメディケアと同じである。運営は、民間保険会社に任されている。したがって、マネジドケア型保険に特有の制限がついているので、契約内容を理解しないと、治療費支払い拒否の原因になる。

たとえば、ＨＭＯタイプのメディケアを選んだ場合（政府発行のメディケアでは直接専門医に掛かれるが）、まず掛かり付け医に掛からなくてはならない。あるいは、政府発行のメディケアは外来処方箋はカバーされていないが、ＨＭＯタイプのメディケアは条件付きで外来処方箋がカバーされているものもある。しかし、一〇〇パーセント外来処方箋がカバーされているのではなく、高価な新薬の処方箋に制限がついていることもある。被保険者の認識不足と複雑な制限内容から、被保険者と民間保険会社間で誤解が生じて、さまざまな問題を引き起こしているのである。

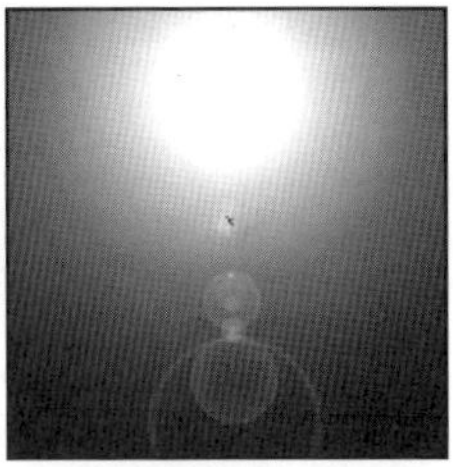

# 第12章　アメリカのマネジドケア：雇用主、被雇用者、マネジドケアの複雑な関係

一九九九年の一二月五日から八日までの四日間にわたって、「国際マネジドケア用語二二三頁・トレンドサミット（Summit On International Managed Care Trends）」が、フロリダのマイアミビーチで開催された。世界五八か国から、政策担当者や企業の経営者たちに混じり筆者も参加した。代表的な国は、ブラジル、アルゼンチン、チリ、コロンビア、南アフリカ共和国、ナイジェリア、イギリス、ドイツ、オーストラリア、インド、タイ、フィリピンなどであった。このようにマネジドケアは世界規模で確実に浸透しつつあることを実感した。学会の発表内容や懇親会において、参加者たちのマネジドケアについての意見は、ふだんアメリカで論争されている内容とさほど変わらず、賛否両論であった。

## 肯定的意見

■世界的な高齢化問題において、医療費の抑制は必須。そのため、「医療の標準化」は医療費抑制につながるとともに、多くの国民が医療を受け続けることを可能とする。

■「出来高払い医療保険（Indemnity insurance）」用語二〇頁では、医療費に歯止めが効かない。

■公的医療保険が存在しない国にとって、私的保険として民間企業が医療保険を提供する場合、月々の保険金が手ごろな「マネジドケア」は医療保険取得層が拡大される。

## 否定的意見

■保険料を支払えない国民や失業者は、「マネジドケア」への加入が制限される。

■「マネジドケア」は、中流階級層以上をターゲットに絞っているので、医療保険が必要な高齢者や慢性疾患を持つ患者は「マネジドケア」への加入が難しい。

■専門医へのアクセスが制限されているために、「医療の質」が保てない。

■医師からの医療の制約に対する不満がある。

「国民皆保険」によって医療機関へのアクセスが保障されている日本から、「マネジドケア」のアメリカへと移り住んだ筆者であるが、被保険者の立場では制限の少ない日本の国民皆保険の存在は貴重であるように思える。国民皆保険が存在しないアメリカでは、高齢者と低所得者以外は民間医療保険に頼らなければならないのが現状である。医療機関へのアクセスの制限が少なく月々の掛け金が少ない私的医療保険が望まれるところであるが、実現は難しい。

すでに、二〇〇〇年時点の推計で三八七〇万人（アメリカ人口の一四・〇パーセント）[一]の未保険者をアメリカは抱えている。これ以上、未保険者を増やさないためにも、民間医療保険の月々の保険金の増加を抑えることが課題である。そして民間医療保険会社は、掛け金の増加を抑えるために、専門医や処方薬の制限を設けているが、この制限の行き過ぎ、そして被保険者側の医療保険の知識不足などから、保険会社と被保険者間でさまざまな論議が繰り広げられている。

このような論議を巻き起こしている複雑なマネジドケアは、「マネジドケアを提供する民間医療保険会社」と「保険を購入する雇用主（企業）」と「被保険者（社員）」の三者の関係にも起因している。さて、この三者の関係はいかなるものであろうか。

## ●○○○○　民間医療保険加入の重要性とマネジドケアの保険の種類

アメリカの大手たばこ会社の訴訟を題材にしたアルパティーノ主演映画「インサイダー（The Insider）」は、たばこ訴訟に関わる重役を解雇したところから始まる。重役は、解雇された晩に妻から「あなた、私たちの各種福利厚生手当はどうなるの」と問い詰められる。そして、会社側は解雇した重役に解雇後の医療保険も含む各種手当ての継続を条件に、裁判に関わる会社の情報の秘密保持承諾書に署名させる。このシーンは、国民皆保険の存在する日本では考えられないが、アメリカでは雇い主から供給される医療保険の有無は深刻な問題であることが理解できる。

しかし、雇い主から医療保険を提供されているからといっても安心できない。「仮に自分でＨＭ

Ｏ、ＰＰＯ、ＰＯＳの違い（後枠）をわかっていても、その選択は難しい」[二]といわれているマネジドケアタイプの民間医療保険。アメリカ人に彼らの民間医療保険について、興味本意に聞いてみるが、「医療保険は入っているよ。ＨＭＯ、ＰＰＯかどうかは知らない。薬もカバーされてるよ。何て？　ジェネリック、フォーミュラリ？　そんなの知らないよ」と答えるアメリカ人たち。要するに、どんな種類の民間医療保険でも、加入していたら安心するアメリカ人が多いのである。

ＥＢＲＩ（ワシントンＤＣのリサーチ研究所の一つ）のシニアリサーチ・アソシエイト（上級研究員）のフロンスタイン（Paul Fronstin）氏は「みんなそんなに民間医療保険の詳しい契約内容に注意を払っていない」と話している[二]。これにはヒヤリとしたものを感じた。もし、ＨＭＯに加入している被保険者が、保険内容を知らずにＰＰＯと同様の「医療機関への掛かりやすさ」を期待した場合、被保険者と保険会社の間で誤解が生じる可能性がある。

HMO、PPO、POSの一般的な定義

■HMO：Health Maintenance Organization

この保険は他の保険に比べて掛け金は安価。被保険者が医療機関にかかる場合は、必ずゲートキーパー（Gate keeper）と呼ばれる一般医（Primary Physician）にかかることが義務づけられている。そして、ゲートキーパーの許可のもとで、専門医にかかることができる。

■PPO：Preferred Provider Organization

かかりつけ医にかからずに、直接自分の保険が契約している医師：一般医と専門医の両方（

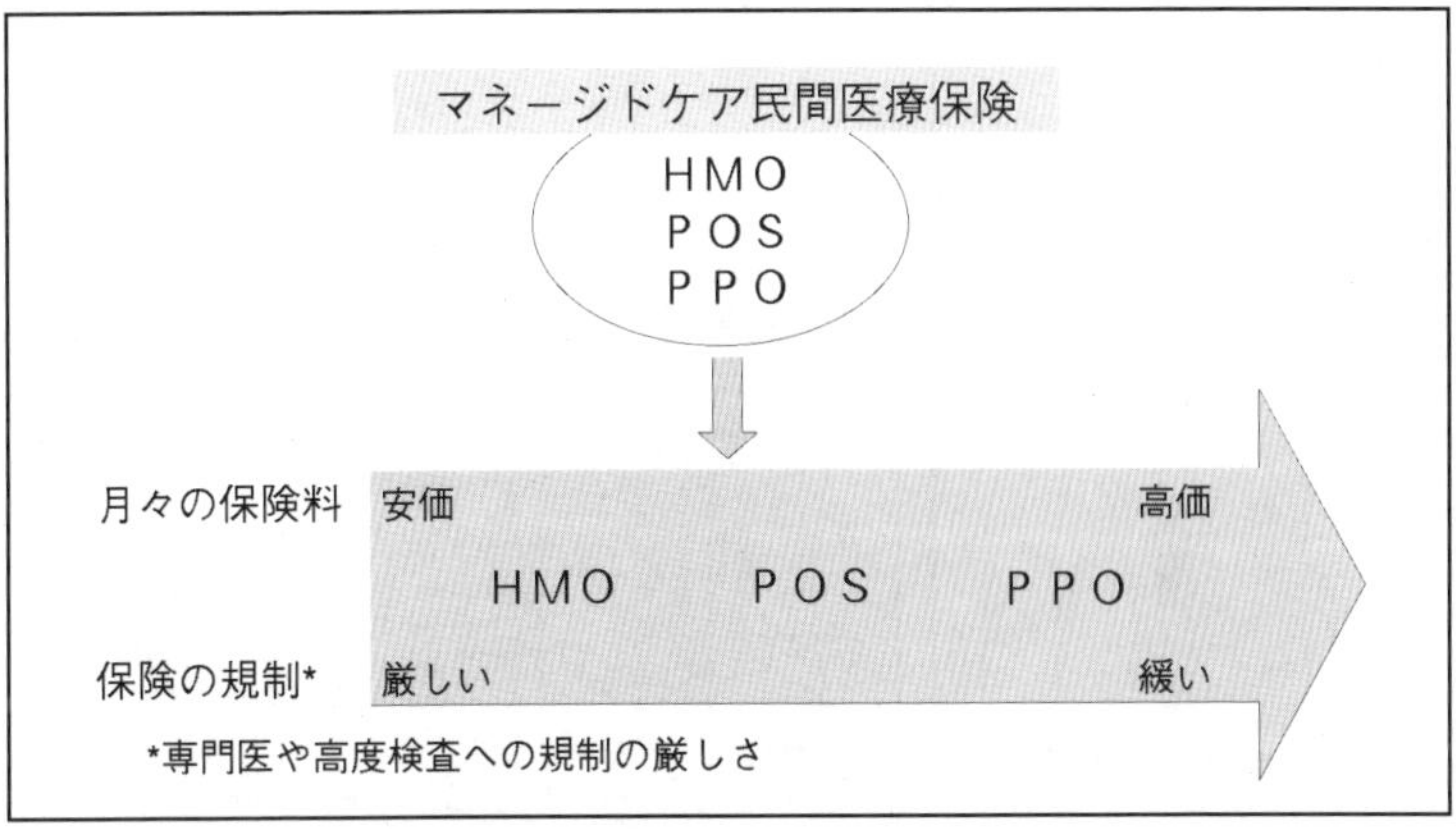


マネジドケア型民間医療保険の種類と違い

In Network*）にかかることができる。オプションとして、被保険者が契約している保険とは契約をしていない医師（Out of Network）にかかることができるが、この場合は自己負担分の割合は増える。

■POS：Point-of-Service

HMOとPPOのハイブリッドの保険。ほとんどのルールはHMOに従っている。自己負担率は増えるが、制限付きで保険契約をしていない医師にかかることができる。

＊In Network：自分のプラン、つまりマネジドケアの保険会社と契約している一般医、専門医たちのこと。被保険者は保険の契約時に契約医師たちのリストを受け取る。そのリストのなかから自由に医師を選ぶことができる。

（次頁図参照）

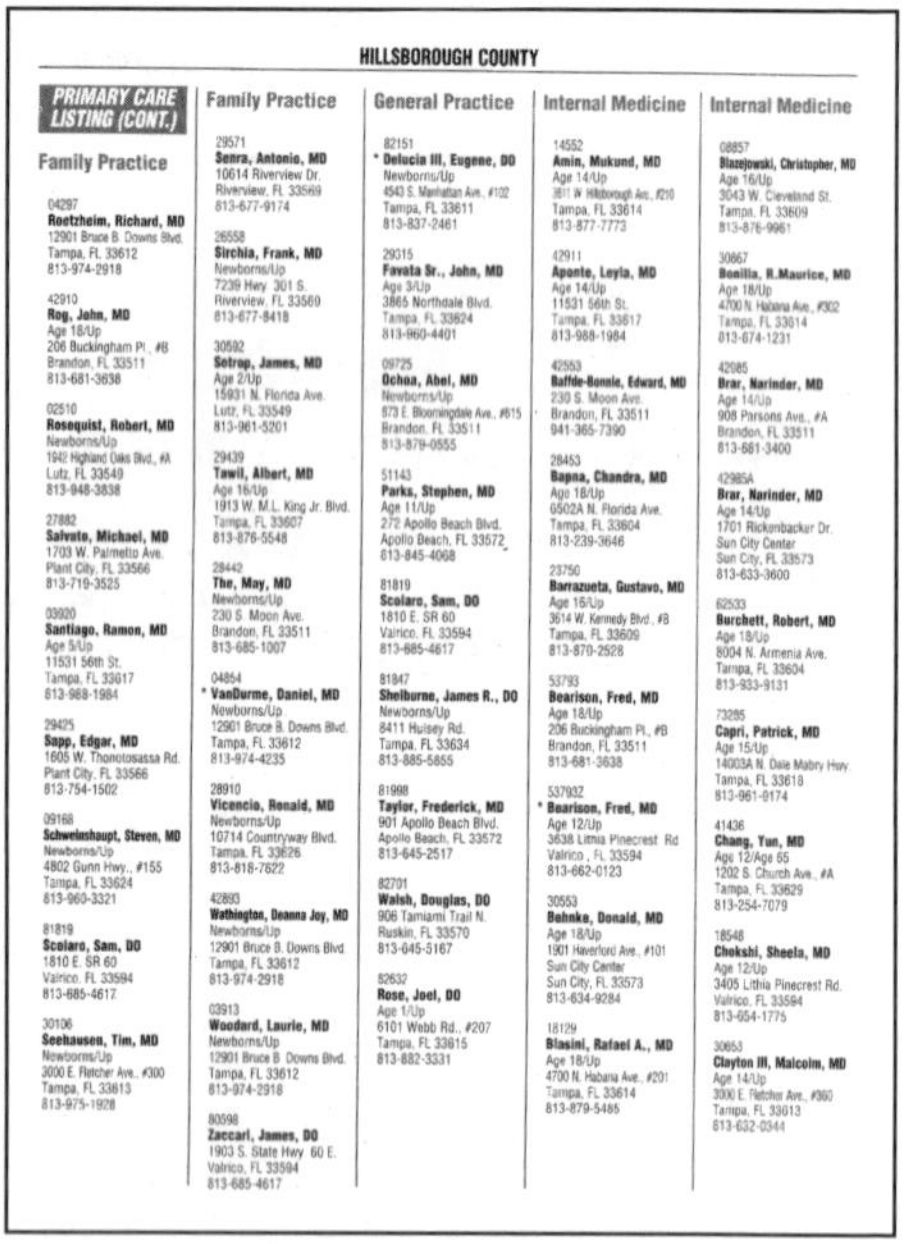

**HILLSBOROUGH COUNTY**

***PRIMARY CARE LISTING (CONT.)***

**Family Practice**

04297
**Roetzheim, Richard, MD**
12901 Bruce B. Downs Blvd.
Tampa, FL 33612
813-974-2918

42910
**Rog, John, MD**
Age 18/Up
206 Buckingham Pl., #B
Brandon, FL 33511
813-681-3638

02510
**Rosequist, Robert, MD**
Newborns/Up
1942 Highland Oaks Blvd., #A
Lutz, FL 33549
813-948-3838

27882
**Salvato, Michael, MD**
1703 W. Palmetto Ave.
Plant City, FL 33566
813-719-3525

03920
**Santiago, Ramon, MD**
Age 5/Up
11531 56th St.
Tampa, FL 33617
813-988-1984

29425
**Sapp, Edgar, MD**
1605 W. Thonotosassa Rd.
Plant City, FL 33566
813-754-1502

09168
**Schwelnshaupt, Steven, MD**
Newborns/Up
4802 Gunn Hwy., #155
Tampa, FL 33624
813-960-3321

81819
**Scolaro, Sam, DO**
1810 E. SR 60
Valrico, FL 33594
813-685-4617

30106
**Seehausen, Tim, MD**
Newborns/Up
3000 E. Fletcher Ave., #300
Tampa, FL 33613
813-975-1928

**Family Practice**

29571
**Senra, Antonio, MD**
10614 Riverview Dr.
Riverview, FL 33569
813-677-9174

26558
**Sirchia, Frank, MD**
Newborns/Up
7239 Hwy 301 S.
Riverview, FL 33569
813-677-8418

30592
**Sotrop, James, MD**
Age 2/Up
15931 N. Florida Ave.
Lutz, FL 33549
813-961-5201

29439
**Tawil, Albert, MD**
Age 16/Up
1913 W. M.L. King Jr. Blvd.
Tampa, FL 33607
813-876-5548

28442
**The, May, MD**
Newborns/Up
230 S. Moon Ave.
Brandon, FL 33511
813-685-1007

04854
* **VanDurme, Daniel, MD**
Newborns/Up
12901 Bruce B. Downs Blvd.
Tampa, FL 33612
813-974-4235

28910
**Vicencio, Ronald, MD**
Newborns/Up
10714 Countryway Blvd.
Tampa, FL 33626
813-818-7622

42893
**Wathington, Deanna Joy, MD**
Newborns/Up
12901 Bruce B. Downs Blvd.
Tampa, FL 33612
813-974-2918

03913
**Woodard, Laurie, MD**
Newborns/Up
12901 Bruce B. Downs Blvd.
Tampa, FL 33612
813-974-2918

80598
**Zaccari, James, DO**
1903 S. State Hwy 60 E.
Valrico, FL 33594
813-685-4617

**General Practice**

82151
* **Delucia III, Eugene, DO**
Newborns/Up
4543 S. Manhattan Ave., #102
Tampa, FL 33611
813-837-2461

29315
**Favata Sr., John, MD**
Age 3/Up
3865 Northdale Blvd.
Tampa, FL 33624
813-960-4401

09725
**Ochoa, Abel, MD**
Newborns/Up
873 E. Bloomingdale Ave., #815
Brandon, FL 33511
813-879-0555

51143
**Parks, Stephen, MD**
Age 11/Up
272 Apollo Beach Blvd.
Apollo Beach, FL 33572
813-845-4068

81819
**Scolaro, Sam, DO**
1810 E. SR 60
Valrico, FL 33594
813-685-4617

81847
**Shelburne, James R., DO**
Newborns/Up
8411 Hulsey Rd.
Tampa, FL 33634
813-885-5855

81998
**Taylor, Frederick, MD**
901 Apollo Beach Blvd.
Apollo Beach, FL 33572
813-645-2517

82701
**Walsh, Douglas, DO**
906 Tamiami Trail N.
Ruskin, FL 33570
813-645-5167

82632
**Rose, Joel, DO**
Age 1/Up
6101 Webb Rd., #207
Tampa, FL 33615
813-882-3331

**Internal Medicine**

14552
**Amin, Mukund, MD**
Age 14/Up
3611 W. Hillsborough Ave., #210
Tampa, FL 33614
813-877-7773

42911
**Aponte, Leyla, MD**
Age 14/Up
11531 56th St.
Tampa, FL 33617
813-988-1984

42553
**Baffde-Bonnie, Edward, MD**
230 S. Moon Ave.
Brandon, FL 33511
941-365-7390

28453
**Bapna, Chandra, MD**
Age 18/Up
6502A N. Florida Ave.
Tampa, FL 33604
813-239-3646

23750
**Barrazueta, Gustavo, MD**
Age 16/Up
3614 W. Kennedy Blvd., #B
Tampa, FL 33609
813-870-2528

53793
**Bearison, Fred, MD**
Age 18/Up
206 Buckingham Pl., #B
Brandon, FL 33511
813-681-3638

53793Z
* **Bearison, Fred, MD**
Age 12/Up
3638 Lithia Pinecrest Rd
Valrico, FL 33594
813-662-0123

30553
**Behnke, Donald, MD**
Age 18/Up
1901 Haverford Ave., #101
Sun City Center
Sun City, FL 33573
813-634-9284

18129
**Blasini, Rafael A., MD**
Age 18/Up
4700 N. Habana Ave., #201
Tampa, FL 33614
813-879-5485

**Internal Medicine**

08857
**Blazejowski, Christopher, MD**
Age 16/Up
3043 W. Cleveland St.
Tampa, FL 33609
813-876-9961

30867
**Bonilla, R.Maurice, MD**
Age 18/Up
4700 N. Habana Ave., #302
Tampa, FL 33614
813-874-1231

42985
**Brar, Narinder, MD**
Age 14/Up
908 Parsons Ave., #A
Brandon, FL 33511
813-681-3400

42985A
**Brar, Narinder, MD**
Age 14/Up
1701 Rickenbacker Dr.
Sun City Center
Sun City, FL 33573
813-633-3600

62533
**Burchett, Robert, MD**
Age 18/Up
8004 N. Armenia Ave.
Tampa, FL 33604
813-933-9131

73285
**Capri, Patrick, MD**
Age 15/Up
14003A N. Dale Mabry Hwy.
Tampa, FL 33618
813-961-9174

41436
**Chang, Yun, MD**
Age 12/Age 65
1202 S. Church Ave., #A
Tampa, FL 33629
813-254-7079

18548
**Chokshi, Sheela, MD**
Age 12/Up
3405 Lithia Pinecrest Rd.
Valrico, FL 33594
813-654-1775

30653
**Clayton III, Malcolm, MD**
Age 14/Up
3000 E. Fletcher Ave., #360
Tampa, FL 33613
813-632-0344

マネジドケアが提供する医師のリスト

## ○●○○○「雇用主（企業）」と「被雇用者（社員：被保険者）」の関係

アメリカでは、図17のように、メディケア（老人保険）用語二五頁の対象者である高齢者を除いたうちの、約六〇パーセントの人口が、雇用主が提供するマネジドケアの民間医療保険を受けている。雇用主の本音は掛け金を抑えて医療保険を社員に提供したいので、マネジドケアの保険の柔軟性と選択性は、雇用主の規模、産業、経営業況によって大きく左右される。ちなみに、雇用者が支払う被雇用者に対する医療保険の月々の掛け金負担額の割合は、八〇～一〇〇パーセントとまちまちである。たとえば、花形の半導体産業は、優秀な社員の確保と取り込みのために各種手当の内容を充実させている。柔軟性と選択性の高い民間医療保険もそのなかに含まれる。したがって、雇用主たちは、従来の制限の厳しいＨＭＯから、制限の少ないＨＭＯやＰＰＯを選ぶ傾向がある。一方で、サービス業など、パート社員を多く抱える会社、転職率の高い会社は、経済的理由から掛け金が少なく制限の多いＨＭＯを選ぶ傾向がある。

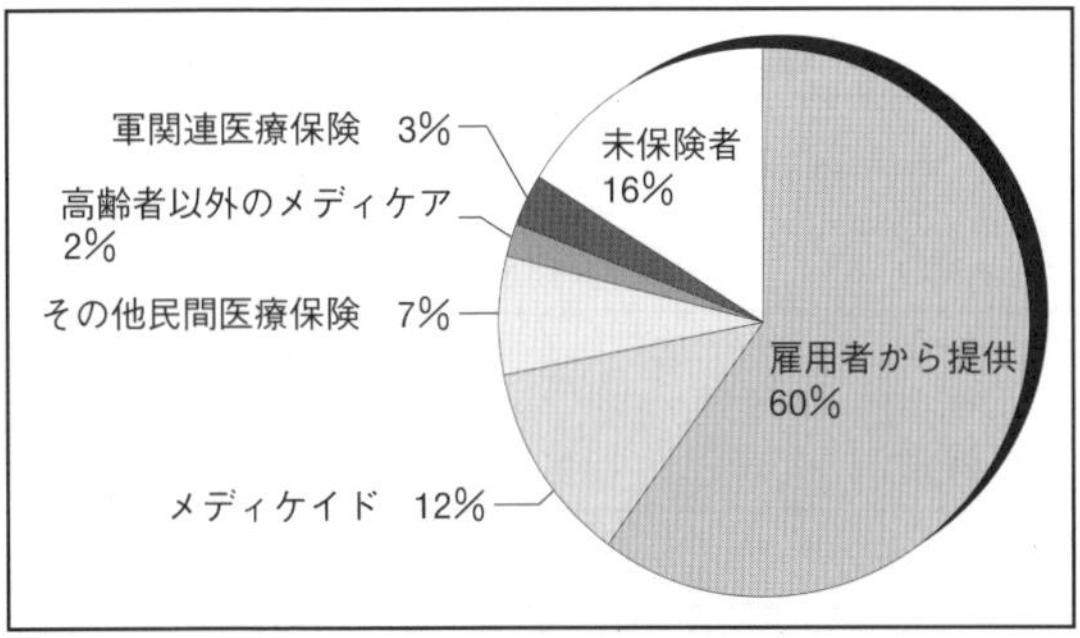

図17　高齢者を除いた各種医療保険の割合（EBRI, 1995）

　制限の多い一種類のＨＭＯプランを社員に提供する会社もあれば、数種類のＨＭＯ、ＰＰＯを提供する会社も出てくるであろう。社員は会社から提供されたマネジドケアの保険が自分たちの医療保険になるので、自分たちの月々の自己負担分と内容の充実度の両方のバランスを考えて、プランを選ばなければならない。仮に一種類しか選択の余地がなくても、プランの内容をよく理解することが重要である。

表16　A社の1ヵ月あたりの非雇用者自己負担額：HMOとPPOの比較

| | 医療保険のみ | | 医療保険と歯科、眼科保険を加えたもの | |
|---|---|---|---|---|
| | HMO | PPO | HMO | PPO |
| 雇用者1人 | 2,860円 | 5,850円 | 7,150円 | 10,064円 |
| 雇用者＋配偶者 | 5,720円 | 13,000円 | 12,350円 | 19,630円 |
| 雇用者とその家族 | 8,580円 | 17,550円 | 20,540円 | 29,510円 |

1ドル130円として換算

どちらを選択？
● 安いHMO？
● 高いが専門医にかかれるPPOを選択するか？
→この選択権は被雇用者に任されている。

○○●○○
## アメリカと日本の雇用主から提供される医療保険制度の違い：「平等」と「公平」

日本は、新入社員でなおかつ扶養家族がいる場合でも、社員の年収に応じて設定された月々の保険料を支払って、他の社員と「平等の医療保険」を受けることができる。

アメリカは、一つの保険プランに対して、月々の掛け金は「社員のみ」「社員と配偶者」「家族」の分類に分けられているので、年収には比例しない。表16は実際のアメリカのある会社の保険のプランである。ＨＭＯとＰＰＯの二種類が用意されている。さて、上記の扶養家族がいる新入社員はどちらを選ぶであろうか。月々の保険料が高いと加入に躊躇する社員も出てくるであろう。アメリカは、掛け金によって保険の内容も変化するので「公平な医療保険」である。ここで、ＨＭＯの存在の意味合いが理解できる。

## ○○○●○ 雇用主とマネジドケアを提供する民間医療保険会社

雇用主たちは毎年一〇月から一一月までに、現行の医療保険を再契約するか、民間医療保険会社そのものを変更するかを決める。マネジドケアの民間医療保険会社は、保険の掛け金に注意しながら、競争相手に勝る魅力的なプランを提供するために凌ぎを削っている。最近、全米で話題にのぼったのは、アメリカのマネジドケア大手ユナイティッド・ヘルスケア（United HealthCare）社である[三]。これまで、さまざまな治療（検査、入院、処置）を行なう前に、保険会社の承諾（pre-authorization）を取らなければならなかったが、このプロセスを廃止して、医師が患者に対して必要とあれば、同社の承諾なしで治療に取りかかれるようになった。これは、HMOも含むすべてのユナイティッド・ヘルスケア社の保険に適用された。他の代表的なマネジドケアの保険会社も同様に、魅力的なサービスを提供しはじめた。

### アメリカ最大手のエトナ（Aetna U.S. Healthcare）

■ゲートキーパー用語一七頁と呼ばれる一般医の紹介なしで、専門医に直接掛かることのできる「Open HMO」を追加。

■被保険者の保険の申し込みに、インターネットを介して受け付けるサービスを開始した。つまり、「加入希望者（社員）→雇用者→エトナ」のルートから「加入希望者→エトナ」にすることにより、登録に要する時間の短縮と、コスト削減を実現。

■インターネットを通じて、加入希望者が各自のプラン内容をチェックできる検索サービスの開始。

■これまで、掛かりつけ医に指圧師（Chiropractor）への紹介を委ねていたが、被保険者の判断で直接、指圧師に掛かることが可能になった。

### イリノイ州のブルークロス・ブルーシールド（Blue Cross and Blue Shield, Illinois）

民間医療保険の選択肢の増加は被保険者にとって喜ばしいことであるが、そのために、いちばんの基本になる掛け金の増加は免れない。ＥＢＲＩの統計では、今年（一九九九年）のＨＭＯの掛け金は前年度対比で二年連続九パーセント増加するといわれている。この掛け金は一九九三年以来、上昇傾向である。おもな理由は、被保険者、雇用主からの保険の選択肢を広げる要求に応えることと、薬剤費の増加によるものである[四]。保険会社は、さまざまな雇用主のニーズ（予算、保険内容の充実度）に応えられるように、さまざまなプランを用意するようになった。そして、雇用主も予算と各種マネジドケアの保険会社のプランから、最適プランを選択する。

参考：雇用主が年間、雇用者一人に費やす掛け金は、ＨＭＯが六七万四一〇円、ＰＰＯが六九万二二五〇円、（一ドル一三〇円）である[五]。

## ○○○○●　総括「長所も考えたいアメリカのマネジドケア」

「国際マネジドケアトレンド・サミット」でも、賛否両論であったマネジドケア。アメリカでも連日のようにマネジドケアの問題点を取り扱う新聞記事を目にする。しかし、HMOの浸透率の高いカリフォルニア州において、カイザー基金とハーバード大学によって行なわれた調査によると、HMOを利用した患者の八二パーセントがゲートキーパーの役割をする掛かりつけ医たちに対して満足しており、八五パーセントの患者が掛かりつけ医に対して信頼している六、との結果が出ている。さらに、Solucient社の民間医療保険加入者の満足度調査では、表17のようにHMOの浸透率の高い都市で、満足度が高い結果であった。たとえば、ニューヨーク：八二パーセント、ミネアポリス：八二パーセント、サンフランシスコ：八〇パーセント、ポートランド：八三パーセントであった。HMOの加入者の八割以上が満足していることも、マネジドケアを語るうえで参考にしてよいことではなかろうか。

マネジドケアは、一九七三年にニクソン大統領が「HMO法案」に調印して以来、急速に成長して、今日に至っている。マネジドケアの保険会社もこれまでの経験を生かして、今までと違った視点で患者の満足度を高めようとしている。たとえば、インターネットを利用して患者が知りたい疾患の情報を提供したり、患者教育に力を入れて、患者自身が病気の予防に心がけられるようにした。また、慢性疾患では自分の疾患を自己管理できるように、第14・15章で述べる「疾患マネジメント」を取り入れるマネジドケアの保険会社も見られるようになってきた。

表17　全米主要都市における民間医療保険加入者の満足度調査

| Market | 民間医療保険加入者の満足度の割合（完全に満足、とても満足、満足を選択した加入者の割合） | | | | |
|---|---|---|---|---|---|
| | 平均：民間医療保険 | POS | FFS | PPO | HMO |
| アトランタ | 83% | 85% | 87% | 80% | 84% |
| ボルティモア | 81% | 90% | 71% | 85% | 79% |
| ボストン | 84% | 87% | 76% | 84% | 85% |
| シャーロット | 80% | 78% | 77% | 78% | 86% |
| シカゴ | 78% | 79% | 83% | 76% | 78% |
| シンシナッティ | 78% | 86% | 68% | 68% | 87% |
| クリーブランド | 79% | 79% | 81% | 76% | 82% |
| ダラス・フォートワース | 77% | 83% | 70% | 77% | 78% |
| デンバー | 78% | 81% | 72% | 80% | 80% |
| デトロイト | 81% | 82% | 80% | 81% | 80% |
| ヒューストン | 72% | 70% | 77% | 74% | 67% |
| インディアナポリス | 78% | 76% | 91% | 68% | 79% |
| カンザスシティ | 79% | 71% | 76% | 83% | 81% |
| ロサンジェルス | 80% | 78% | 85% | 83% | 79% |
| マイアミ | 75% | 76% | 69% | 77% | 75% |
| ミルウオーキー | 78% | 77% | 71% | 79% | 79% |
| ミネアポリス | 81% | 81% | 83% | 79% | 82% |
| ナッシュビル | 79% | 78% | 77% | 78% | 79% |
| ニューヨーク | 81% | 77% | 84% | 81% | 82% |
| オーランド | 79% | 70% | 73% | 83% | 76% |
| フィラディルフィア | 81% | 77% | 84% | 81% | 82% |
| フェニックス | 76% | 62% | 83% | 86% | 72% |
| ピッツバーグ | 82% | 84% | 86% | 76% | 79% |
| ポートランド | 81% | 92% | 73% | 78% | 83% |
| サクラメント | 76% | 70% | 65% | 72% | 78% |
| サンアントニオ | 81% | 69% | 79% | 82% | 83% |
| サンディエゴ | 81% | 74% | 80% | 77% | 82% |
| サンフランシスコ | 77% | 73% | 72% | 74% | 80% |
| シアトル | 79% | 86% | 81% | 80% | 75% |
| セントルイス | 81% | 90% | 68% | 83% | 82% |
| タンパ | 75% | 84% | 74% | 72% | 75% |
| ワシントンＤＣ | 80% | 74% | 81% | 82% | 80% |

(Solucient 1999; Sachs/Scarborough HealthPlus, 1999)

これからのマネジドケアは、これまでに増して、被保険者の満足度の上昇とコスト削減のために、「予防医学」と「慢性疾患の管理」に力を注ぐように思われる。マネジドケアの民間医療保険は、年に一回の健康診断や婦人科検診を無料で提供している。

今後、日本はますます高齢化が進み、医療費の増加が予測されている。しかし、それとは裏腹に経済状況は右下がりであり、医療費削減戦略なしでは、現在の医療制度そのものの存在も危ぶまれるのではなかろうか。今こそ、マネジドケアの長所を積極的に日本の医療制度に取り入れることも意味があるのではなかろうか。

次章では、医療改革に乗り出す諸外国の状況について述べる。

**文献**

一、www.census.gov/hhes/www/hlthin00.html
二、Mike Stobbe: One-size-fits-all Coverage Becoming Extinct, Tampa Tribune, Oct 3, 1999
三、Editorial, New York Times, November, 28, 1999
四、Phil Galewitz: Health Insurance More Flexible, Sarasota Herald-Tribune, November 24, 1999
五、Source Book of Health Insurance Data 1997-1998, the Health Insurance Association of America, 1998
六、Brumbach K, Selby JV, Dangerg C, et al.: Resolving the Gatekeeper Conundrum: What Patients Value in Primary Care and Referrals to Specialists, JAMA. 282(3), pp 261-266,1999

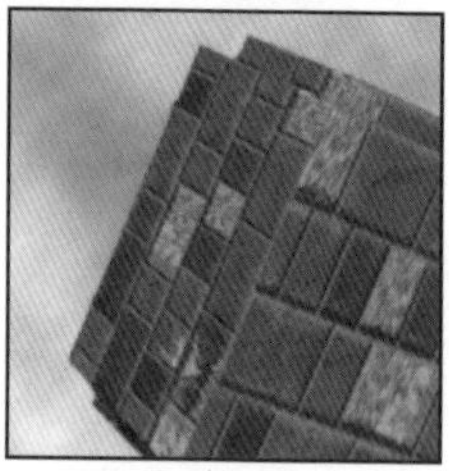

# 第13章
# 保険制度の破綻を防ぐための諸外国の取り組み：ポーランド、ドイツ、ブラジルの例

「医療ビッグバン」の到来が騒がれている日本の医療業界。近い将来、三人に一人が高齢者となる少子高齢社会。健保組合および年金制度の危機が迫っているわりには抜本改革が先送りされており、まるで制度が破綻するのを待ち受けているかのように感じる。しかし、日本だけが医療改革に悩んでいるのかというと、そうでもない。二〇〇〇年一二月にアメリカのマイアミで開催された、公的機関と民間組織がお互いの立場から医療の向上を検討する「民間ヘルスケア国際サミット(International Summit on the Private Health Sector)」に出席してみて、参加各国すべてが医療改革の難しさに直面していることがわかった。世界保健機構の調査によると、日本の保健システムの効率性は、加盟国一九一カ国のうち一〇位という高順位(一位はフランス)につけたが、これに甘んじてはいられない。将来を見越した中長期的な計画がないかぎり、容易に下位に転落してしまう可能性は十分に考えられる。

本章では、学会の内容を基に、将来を踏まえて医療制度の抜本改革を進めるポーランドやドイツ

表18　各国の比較

| | 日本 | ポーランド | ブラジル | ドイツ | アメリカ |
|---|---|---|---|---|---|
| 総人口 | 1.26億人 | 0.38億人 | 1.72億人 | 0.83億人 | 2.75億人 |
| 1人当たりのGDP（アメリカドル） | 23,100 | 6,800 | 6,100 | 22,100 | 31,500 |
| 病院1ベットに対する人口 | 74 | 159 | - | 138 | 243 |
| 医師1に対する患者数 | 522 | 436 | - | 290 | 365 |

（2001年度The World Almanacより）

の例、部分的改革で医療保険制度に亀裂が生じているブラジルの例を紹介する。

## ●○○○　ポーランド：基本的な医療の提供とアクセスに焦点

一九九六年一二月にワレサ政権から現職のクワスニスキ政権に交代して以来、新政権が中心となりさまざまな分野で大幅な改革を試みた。その結果、国民一人当たりのGDPも伸び、インフレ率も急速に低下し、図18が示すように、一九九五年以降、外国の企業や機関投資家が競ってポーランドに投資をするようになっ

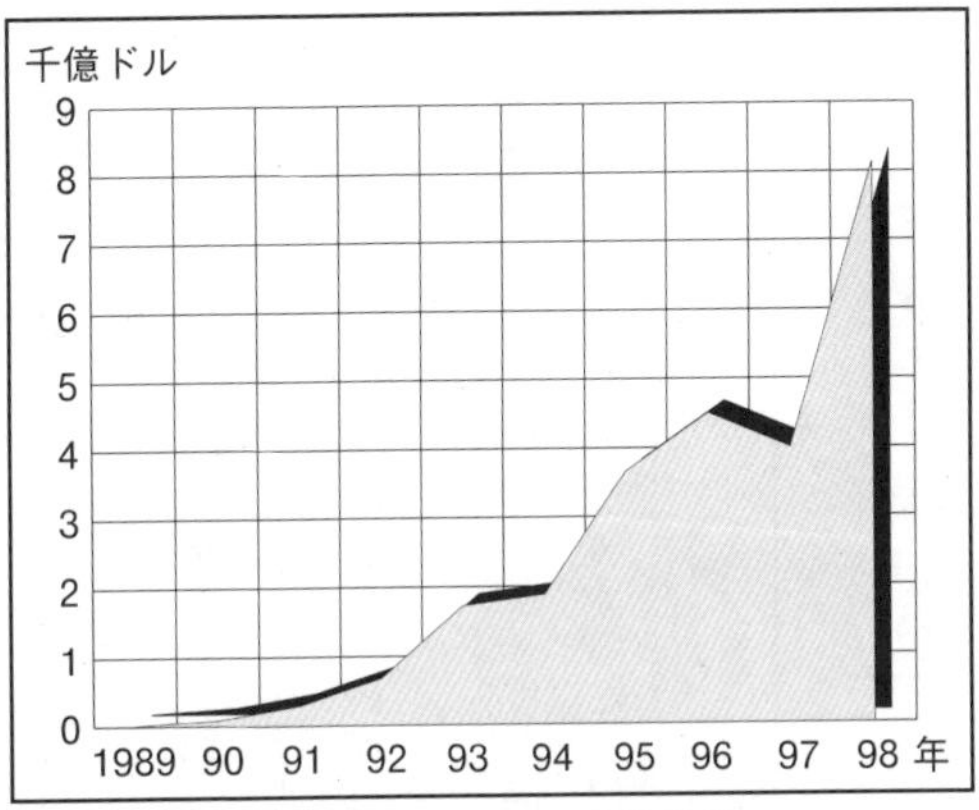


図18　ポーランド：海外からの直接投資

た。その後、一九九七年に新憲法が制定され、二年後の一九九九年にはＮＡＴＯ入りを果たした。今後の目標は二〇〇三年までにＥＵへ加入することである。

さて、新政権の努力が実って注目を浴びるようになったポーランドでは、「医療制度も大幅な改革が行なわれている。新政権以前は、『医療費は無料』だったが、現実は医薬品・医療機器の不足、待ち時間が長く、医療機関に掛かれないなど非現実的な医療制度だった」とポーランドの政府高官ライス（Andrzej Rys）医師は語る。

新政権に移り、「無料でも医療が受けられない」という現状を打破するために、さまざまな提案が検討された。結果的に、国は基本的な医療を提供し、医療機関へのアクセスを改善することに焦点を置いて改革に取り組むことになる。

現在の医療保険制度

■医療保険の名称をネガティブな印象を与える「シック・ファンド（Sick Fund）」から「ヘルス・ファンド（Health Fund）」に改名した。

■基本的な医療に対しては、政府の保険を適用。現段階ではマネジドケアに代表される民間保険は認めない。しかし、政府の保険がカバーされない部分については、民間補助医療保険の適用を認める。

■国民各自の収入の七・五パーセントを、医療保険の保険金に充てる。

■患者は一般医を通じて専門医にかかることができる。

■一般医に対する保険の支払いは「包括払い」とする。
■専門医に対する保険の支払いは「出来高払い」とするが一ヵ月ごとに支払い上限を設ける。
■薬剤費の五〇パーセントは患者負担。

新医療保険制度では、一般医がゲートキーパになって効率のよい治療を目指す。そして、「基本的な治療」を超える分については、自己負担あるいは民間補助医療保険を使うことで、経済的効率に貢献する。この補助保険は一九九五年以降、海外企業が競ってポーランドに進出したため、当初は海外企業をターゲットにした私的補助医療保険であった。現在では、ポーランド人の間でも加入が広まり、新しいビジネスとして活況を呈している。

この段階に到達するまでの道は、けっして容易ではなかった。「ユニオン」と呼ばれる労働組合や医師会からの圧力があったにもかかわらず、五年間という短期間で医療大改革を達成したポーランド。今回の医療改革に携わったライス医師は、「シビアな交渉でも相手に納得してもらうまで説明して理解してもらった」と語る。コミュニケーションが解決の鍵を握ると力説する。ポーランドの国民に、基本医療を保障したポーランドの医療保険に対しての満足度を調査した結果、約七割の国民は満足していると答えている。

今回の医療改革成功の秘訣は、長期ビジョンを強く明確にして、政府と国民の要望の妥協点を見いだしながら改革に当たったことだと言えるだろう。

## ○●○○　ドイツ：DRGの導入に挑戦

日本の医療制度は、ドイツとイギリスの医療制度の影響を強く受けている。そのドイツが、ついに二〇〇三年から本格的に病院の支払いに「DRG用語一四頁（診断群別包括支払い方式）」の取り入れを決定した。このおもな原因は、一九八九年のベルリンの壁崩壊以後、医療制度は雲行きが怪しくなり、一九九五年以降、政府の医療保険が大幅な赤字が続いているためである。ドイツの医療制度は、国民の約九〇パーセントは政府が基本医療を保障する社会保険に加入し、収入に余裕のある残り一〇パーセントの国民は、政府の保険が提供しない医療をカバーする民間補助医療保険に加入する仕組みになっている。

ドイツの社会保険・調査協会のマネージング・ディレクターであるライエンバッハ（Volker Leienbach）氏は、「健康はドイツ国民にとって常に社会的な問題と捉えられていたが、今や国民が医療は経済的な問題でもあると気づきはじめている。そして、ドイツの医療制度に海外資本を投入することは効果的で、得られるものも大きい」と語る。それを物語るかのようにドイツ政府はDRG導入に当たり、DRGを一から構築せず、隣国オーストリアのDRGを基礎として、自国に合うように修正することにした。

新医療制度の内容

■DRGに反映されない患者教育、救命救急（ER）、付き添いなどは追徴金で賄う。

重症度についてのＤＲＧはオーストリアの分類*をそのまま取り入れる。しかし、一回の病院請求にＤＲＧのサブカテゴリー数を最高三つまでに制限。

例：盲腸手術がメインとなるＤＲＧとすると、感染症をともなう場合は一つめのサブカテゴリーになる。

■ＤＲＧの相対平均（Relative Weight）はドイツの二〇〇一年一二月の医療コストデータを基にする。

＊オーストリアのＤＲＧは、四〇九を基本のカテゴリーとして年齢、重症度を考慮したサブカテゴリーを加え、事実上六六一のＤＲＧを使用している。

ライエンバッハ氏は、「大変革を前に、患者情報や電子カルテを管理するマネジメントツールとＩＴが不足している」と語る。この悪条件のなかでも、病院はほとんど経験のないＤＲＧに対して早急に準備を始めなければならない。

さらに、二〇〇三年からの病院の経済面をみると、ＤＲＧ施行後は過去の実績を基にした予算から、ＤＲＧ施行前の予算を超えない予算編成（Budget-Neutral）への変更を求められる。そのうえ政府は、病院に対して政府保障の社会保険の取り扱いを許可する基準づくりを、「医療の質」と「経済的効率」を基に検討している。これに対しても、まず病院から改革の着手を始め、徐々に他の医療分野にも拡大するなどの対策を練る必要性がある。ドイツの医療制度改革は、「経済効率」と「医療の質」を考慮に入れ、ＤＲＧ制度導入に向けて挑戦している。

## ○○●○　ブラジル：マネジドケアの導入

ドイツとポーランドは、補助的な民間医療保険を認めているが、マネジドケア用語二三頁型の民間保険は取り入れずに、政府主導型の保険で改革は進められている。しかし、これから述べるブラジルは、民間のマネジドケアを取り入れて改革を進めている。マネジドケアの浸透率は高まりつつあるが、政府の医療改革の焦点が定まらないために、いまだ一部の国民を除いて医療機関へのアクセスは確立されていないのが実態だ。

一九八八年にブラジル政府は、新憲法のなかに「国民は医療を受ける権利を持つ」と謳ったものの、憲法上の権利宣言で終わってしまった。ブラジルの「国民皆保険（Sistema Unico da Saude）」は、一般治療はおろか救命救急医療も十分に受けられないのが現状である。

それ以来、政府は十分な改革が進められないまま、電信電話会社のような大手国営会社の民営化を進めるに当たり、民間医療保険の導入を進めてきた。これに目を付けた民間保険会社は、政府認定の民間医療保険への認定を急ぎ、一九九四年に五五五だった民間医療保険が一九九八年には七四〇までに増加している。

それに拍車をかけるように、一九九九年、ブラジル政府はブラジルに対する外国の民間企業の投資の規制を緩和したところ、アメリカの民間医療保険会社をひきつけて、本格的な海外資本のマネジドケアが上陸する結果となった。アメリカの大手民間保険会社の「エトナ」と「シグナ」は、ブラジルの企業とジョイントベンチャーを組んで、ブラジルの医療保険会社を設立した。ブラジルはもともとマネジドケアの経験があるために、外資系の医療保険会社のマネジドケアを比較的容易に受け入れている。

民間保険会社がターゲットにするのは、国民の二五パーセントに当たる上流層や雇用主からの医療保険受給者である。下位二五パーセントの低額所得者は政府の国民保険に頼っているのが現状で、医療の質と医療機関へのアクセスは期待できない。残りの五〇パーセントは中流の下の層に当たり、収入に応じて高額な民間保険を個々で購入している。上流層をターゲットにしている民間保険は、質の高い病院と契約しているため、医療の質とアクセスは保障されている。国民の間で医療の質とアクセスに亀裂を生じているが、いまだ解決策は見いだされていない。

## ○○○●　総括「実りのある二一世紀に向けて」

冒頭で述べた国際学会では、主要参加国の政府関係者たちが中心となって、これからの医療改革について熱弁が繰り広げられた。そのなかで、各国代表者が医療改革に当たって直面している問題として、①医療費に対する自己負担、②医療の質に対する期待である。国民は、できる限り自己負担を最小限に抑えた質の高い医療を期待する。しかし、高齢化にともない厳しさが増す財政状態のなかで、国民に提供できる医療制度は国民の望むレベルには達しえないという両者の矛盾が、医療制度改革をさらに困難にする要因であるとも議論された。国が国民に最高の医療を提供することは

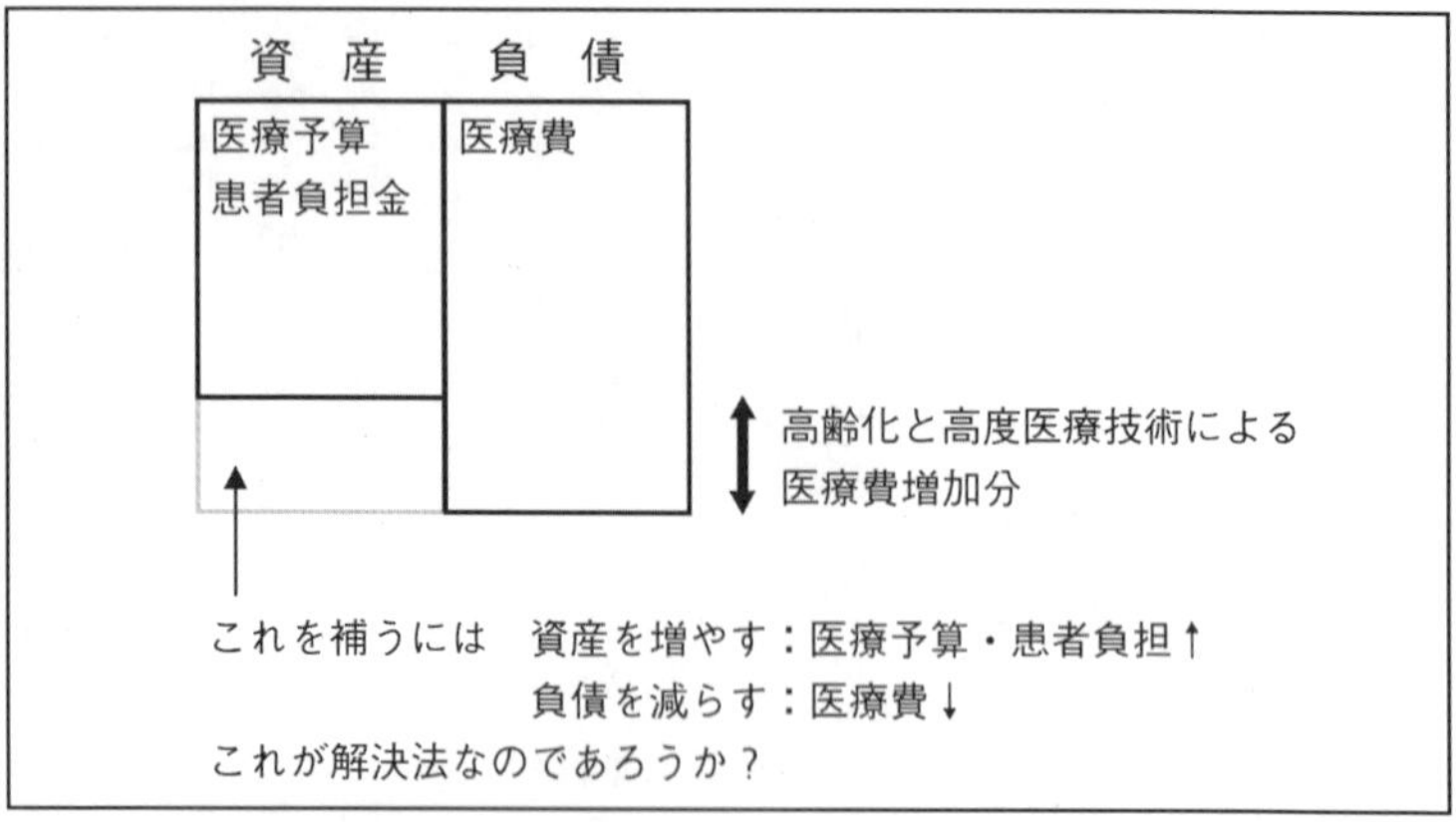


図19　各国が抱える問題点と負のバランスシート

重要だが、そのための財政の確保は患者負担を大幅に上げるか他分野の予算をカットして、その分を医療予算に充填しなければならない。その現状を見極めて行動に出たのがポーランド、ドイツなのである。両国は限られた財源のなかで、基本的な医療制度を国民に提供し、それを超えるものは民間企業を利用して、官民の共存共栄の道を選んでいる。

一方、ブラジルは、事実上何の効力も持たない政府の医療保険にシビレを切らした国民に、民間医療保険への加入の機会を与えたことが仇となって、国民のなかで医療への不均衡を増大させてしまった。

さて、日本では「医療ビッグバン」の到来が騒がれている。この時点で、①既得権争いをやめ、「国民の期待する医療」と「国の提供できる医療」の妥協点を見つける、②「予防医学」に投資する――などバランスシートを意識した経済的観念が働くような医療制度の確立に焦点を当てて、抜本改革を行なえば、保険制度の破綻を回避する可能性は、おおいにあるのではないかと思われる。

この章は「Strategy 二〇〇〇年二月一日号（株式会社ユートブレイン）」に掲載したものに加筆した。

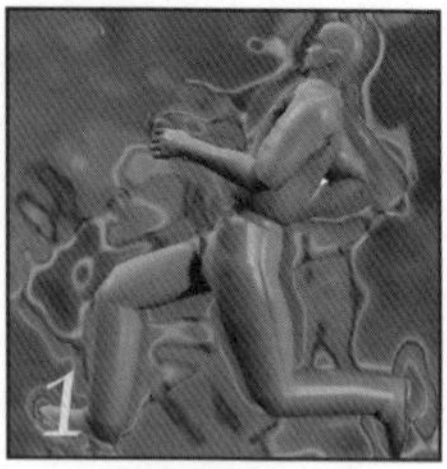


# 第14章
# 疾患マネジメント（DM）のアメリカの現状と日本への可能性：前編「市場の関心度」

アメリカでは疾患マネジメント（Disease Management：DM）が、マネジドケアの浸透率上昇に連れて取り上げられるようになってきた。ここではDMの専門家であるトッド（Warren E. Todd）氏とのインタビューによる意見を取り入れながら、話を進める。

現在、トッド氏は「アメリカ疾患マネジメント協会（American Association of Disease Management）」のエグゼクティブ・ディレクターであるとともに、Disease Management Resource社の経営者として、アメリカ国内、そして海外でも活躍されている。

## ●○○○○　DMの概念

マネジドケアの浸透率が年々上昇しているアメリカでは、包括支払い制度のなかで経済的リスクが、「雇用者」「被保険者」「保険運用機関」「医者」の四者に反映されるために、疾病予防および慢性疾患の管理が求められている。

身近な例をあげると、アメリカ人の肥満問題がある。肥満人口は一九九一年には一二パーセント、一九九八年は一七・九パーセントであった。このように確実に上昇傾向の肥満人口。この肥満は、若年層へと広がりつつある。そして、アメリカの医療費の六・八パーセントは肥満に関連する疾患に費やされている。肥満は、糖尿病、動脈硬化症、高血圧症、骨関節炎などの病因になっている。これらの疾患はコントロールがされないと、心臓バイパス手術や透析などが必要となることもあり、結果的に医療費の増加につながってしまう。もし、「予防医学」に力を入れていたら、医療費は逆に抑えられたかもしれない。

ここで、アメリカ特有の医療システムが関連してくる。自分を某企業の経営者と仮定してほしい。社員はファースト・フードを好み、肥満から糖尿病や心臓疾患をともなっている。しかし、カウンセリングなどが充実していないので、一向に慢性疾患の割合は低下せず、心臓手術など医療費はうなぎ登りである。そのために、契約しているマネジドケアの民間医療保険会社からは、毎年、保険料の増額を要求され、自社の社員への保険料負担が、経営に大きく影響するようになってきた。契約している保険会社も、リスクの多い会社との契約には躊躇しがちである。

そこで、経営者としては「予防医学や疾患管理に医療費を投資したほうが、結果的には会社の医療費削減につながるのではなかろうか？」と考えるわけである。この考えが、保険会社と企業経営者の協力態勢を作り、社員の疾患を総合的に管理することで、医療費全体を下げることを可能にす

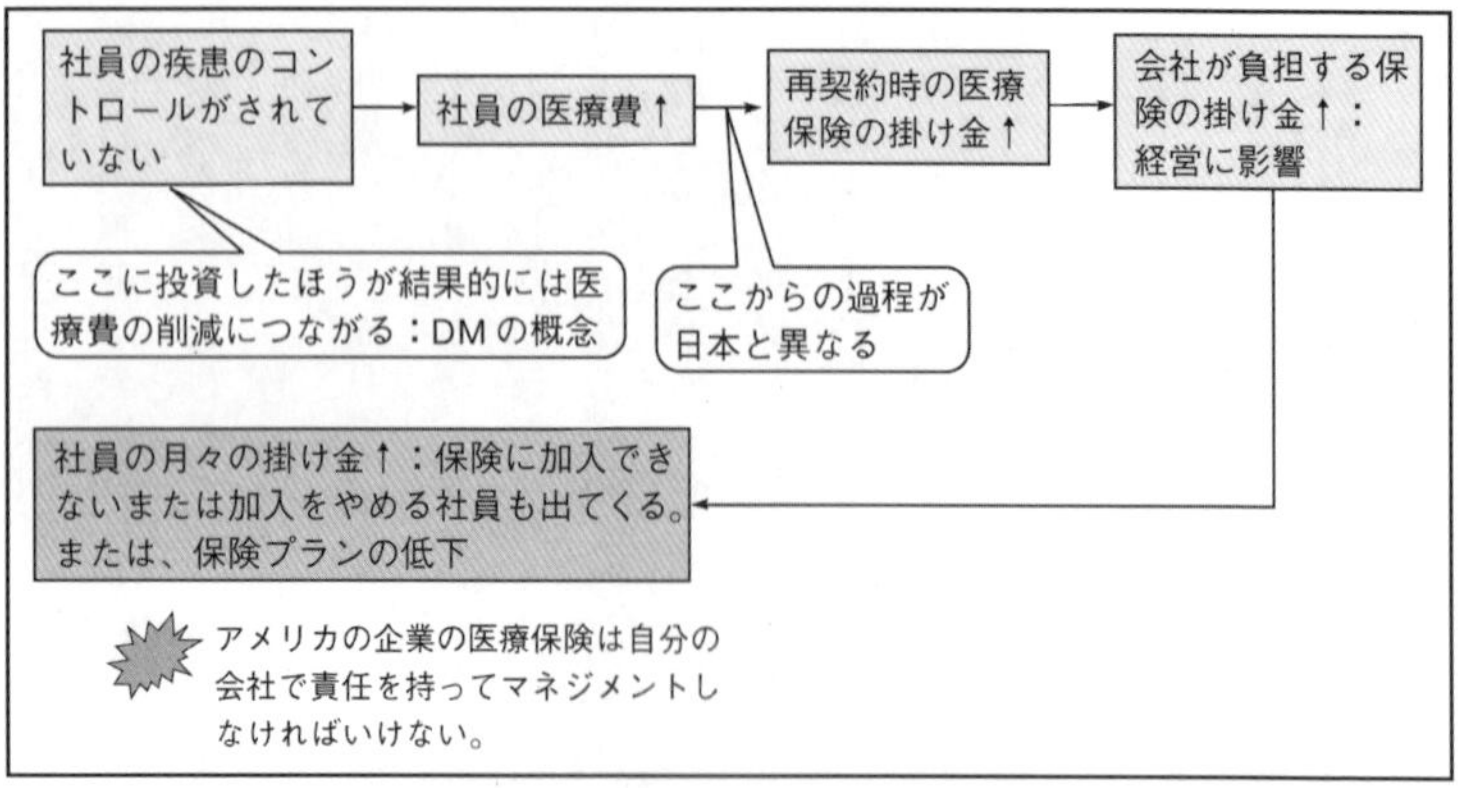
社員の疾患のコントロールがされていない
社員の医療費↑
再契約時の医療保険の掛け金↑
会社が負担する保険の掛け金↑：経営に影響
ここに投資したほうが結果的には医療費の削減につながる：DMの概念
ここからの過程が日本と異なる
社員の月々の掛け金↑：保険に加入できないまたは加入をやめる社員も出てくる。または、保険プランの低下
アメリカの企業の医療保険は自分の会社で責任を持ってマネジメントしなければいけない。

図20　患者の疾患コントロールの効かない環境は、患者にも負担が跳ね返ってくる

るのではないか。このことが経営者にDMの検討を促していると思われる。しかも経営者、社員、民間医療保険会社に利益をもたらすこともできるので、DMの市場は広がりつつある。その一例として、コカコーラ社や一部の州政府でDMの導入が開始されつつある。

## ○●○○○　DMのこれまでの流れと歴史的背景

DMの歴史はじつに興味深い。一九九三年にファイザー（Pfizer）社とボストンコンサルティンググループ(Boston Consulting Group) が「Pharmaceutical Trend in the US：アメリカにおける製薬会社のトレンド」と題するレポートを発表して以来、アメリカの製薬業界にDM旋風を巻き起こして今日に至っている。これ以前にもマネジドケアの会社が、DMに対する活動は行なっていたが、市場に普及するまでには至らなかった。

実際にDMの火付け役となったのは、一九九三年か

ら一九九四年にかけてアメリカ・三大製薬会社が民間の「外来処方箋薬給付会社（ＰＢＭ*）」を買収したことに起因する。一九九三年に製薬会社の大御所であるメルク社がメドコ社を買収し、一九九四年にスミスクライン・ビーチャム社がDiversified Pharmaceutical Servicesを、イーライリリー社がＰＣＳ社を買収した。メドコ社、Diversified Pharmaceutical Services、ＰＣＳ社はいずれも「民間外来処方箋薬給付会社」である。

この買収劇のポイントは、製薬会社が外来処方箋薬の流通経路をコントロールすることで、市場のシェアを増加させることである。しかし、製薬会社が外来処方箋薬給付会社を買収した理由は、もう一つある。それは製薬企業にとって、単に薬剤の開発・製造・販売をするだけでなく、重要な顧客であるマネジドケアの民間医療保険会社とパイプを築くことにあった[二]。

ウオールストリートジャーナル[三]によると、スミスクラインビーチャムのヤマダ（T. Yamada）氏は「Diversifiedの買収は、スミスクラインビーチャム社が単に薬剤を供給するビジネスを超えて、総合的なヘルスケア・ビジネスへの参加を可能にした」と話している。外来処方箋薬給付会社は、すでにマネジドケアの会社が要求するサービスを提供し「良い関係」を結んでいた。この良い関係

＊外来処方箋薬給付会社（Pharmacy Benefit Management Company：ＰＢＭ）
通常、医療保険は、治療と外来処方箋薬の二つに分けられる。後者の外来処方箋薬の給付を提供する会社。マネジドケアに代表する民間医療保険会社は、民間処方箋薬給付会社とも契約して、治療と外来処方箋薬の給付の両方を提供している。この契約関係からうかがえるように、「医療保険会社」と「外来処方箋薬給付会社」とのつながりは深いのである。

を得ることを、製薬企業は外来処方箋薬給付会社の買収によって取得したのである。結果的には、この買収劇は、製薬企業がマネジドケアを通じて患者へ接することを可能にし、優れたＤＭプログラムの構築・開発へと発展したのである。マネジドケアが医療業界に大きく幅を利かせているアメリカでは、製薬企業といえどもマネジドケアの民間医療保険会社を無視できないのである。

製薬会社のサバイバルから発展したＤＭであるが、この七年間に、ＤＭに関連する出版物、ニュースレター、学会報告が活発になされている。そして一九九九年三月に「アメリカ疾患マネジメント協会」が発足し、ＤＭの地位が確立された。

### ○○●○○　マネジドケア：民間医療保険会社の現在における関心度

さて、ＤＭは製薬企業によって一躍有名になったが、マネジドケアの民間医療保険会社がＤＭに注目しないかぎりは、保険の加入者には還元されない。では、民間医療保険会社はＤＭをどのように捉えているのであろうか？

表19にあるように、現在は八四％が治療に専念しているが、今後三年間は治療費の割合を下げて、予防医学の割合を上げたいとしている。そして、表20にあるように、糖尿病や喘息など慢性疾患を中心に、ＤＭの開発に着手している。なかには、ＤＭのプログラムを購入する民間医療保険会社も見られるように、着実にＤＭの浸透率は高まっている。大手民間医療保険会社は以下のように着々

と市場開拓を行なっている。

■シグナ：パイロット・プログラムとして、喘息と糖尿病についてコネティカット州のハートフォードにおいて成功を収め、新しい市場開拓に乗り出している。

■ヒューマーナ：六二〇万人の保険加入者に対して、喘息、癌、心筋障害、腎疾患などの大がかりなDMプランに適応するビジネス戦略を立てた。合計五万人の保険加入者がDMプランに参加した。特に、

表19　マネージドケアにおける治療と予防医学に費やす割合

| | 現在 | 今後3年間 |
|---|---|---|
| 治療 | 84% | 67% |
| 予防 | 16% | 33% |

（The Disease Management Strategic Research Study & Resource Guide, 1996）

表20　マネジドケアの保険会社におけるDMの取り組み

| Disease Management | In Place | Being Developed | Planned Purchase | No Plans |
|---|---|---|---|---|
| HR Pregnancy | 48% | 18% | 11% | 23% |
| Asthma | 47% | 40% | 18% | - |
| Diabetes | 34% | 43% | 12% | 11% |
| CHF | 28% | 35% | 12% | 25% |
| Breast Cancer | 27% | 21% | 15% | 37% |
| CAD | 21% | 21% | 12% | 46% |
| Depression | 13% | 29% | 17% | 41% |
| HIV/AIDS | 12% | 26% | 8% | 54% |
| ES Renal Dis. | 7% | 8% | 10% | 75% |
| Hypertension | 7% | 31% | 9% | 53% |
| Prostate | 7% | 16% | 6% | 71% |
| Allergic Rhinitis | 6% | 6% | 9% | 79% |
| Peptic Ulcer | 4% | 21% | 8% | 67% |
| Gastrointestinal I | 3% | 19% | 8% | 70% |

（The Disease Management Strategic Research Study Resource Guide, National Managed Health Care Congress, Inc., Burlington, 1996, pp. 52-53）

心筋障害を持つ患者のＤＭプログラムは、先行投資することで約二八億円（一ドル＝一三〇円で換算）[四]の医療費の削減に成功した。

■カイザーパーマネンテ：喘息、糖尿病、心筋障害などを中心に、ＤＭプログラムを提供している。たとえば、糖尿病では八・六万人の保険加入者のデータを解析して、糖尿病のＤＭプログラムを確立した。そして糖尿病ＤＭの加入者の血糖値は一五パーセント下がったと報告されている。

基本的に、メディケアとメディケイド以外の医療保険は民間で成り立っているアメリカ。リスクの高い保険加入者を抱えても、保険料の大幅な引き上げは、市場の競争が激しいので容易ではない。市場の原理から、疾病管理を怠ると合併症や重症度が増す疾患患者の管理が重要となり、結果的にＤＭの認識度が上昇してきたのである。

## ○○○●○　ＤＭへの医師の参加

図21はトッド氏の考えるＤＭプログラム・モデルである。「マネジドケアを中心としてＤＭプログラムを進める場合」と、「医師が中心となって進める場合」である。

医師が中心となってＤＭを進める場合は、医師が保険会社から受ける報酬に包括制度や経済的リスクを摘要している場合に多く見られる。医療の担い手は医師であり、医師がＤＭプロクラムに携わることは患者の状態を把握するうえで重要である。つい最近、アメリカの医療財務庁（Health Care Finance Administration：ＨＣＦＡ）用語一八頁が行なった心筋障害のＤＭプロジェクトについてのコメントは、ＤＭのチームの一員として医師も必ず参加し、それに対しての報酬は支払われるべきであるとしている。有名なペンシルバニア大学のＤＭプログラムは、医師主導型のＤＭを開発中である。

ＤＭプログラムに、「Physician Champion」や「Physician Leadership」などと記されているのは、医師の重要性を示すものである。

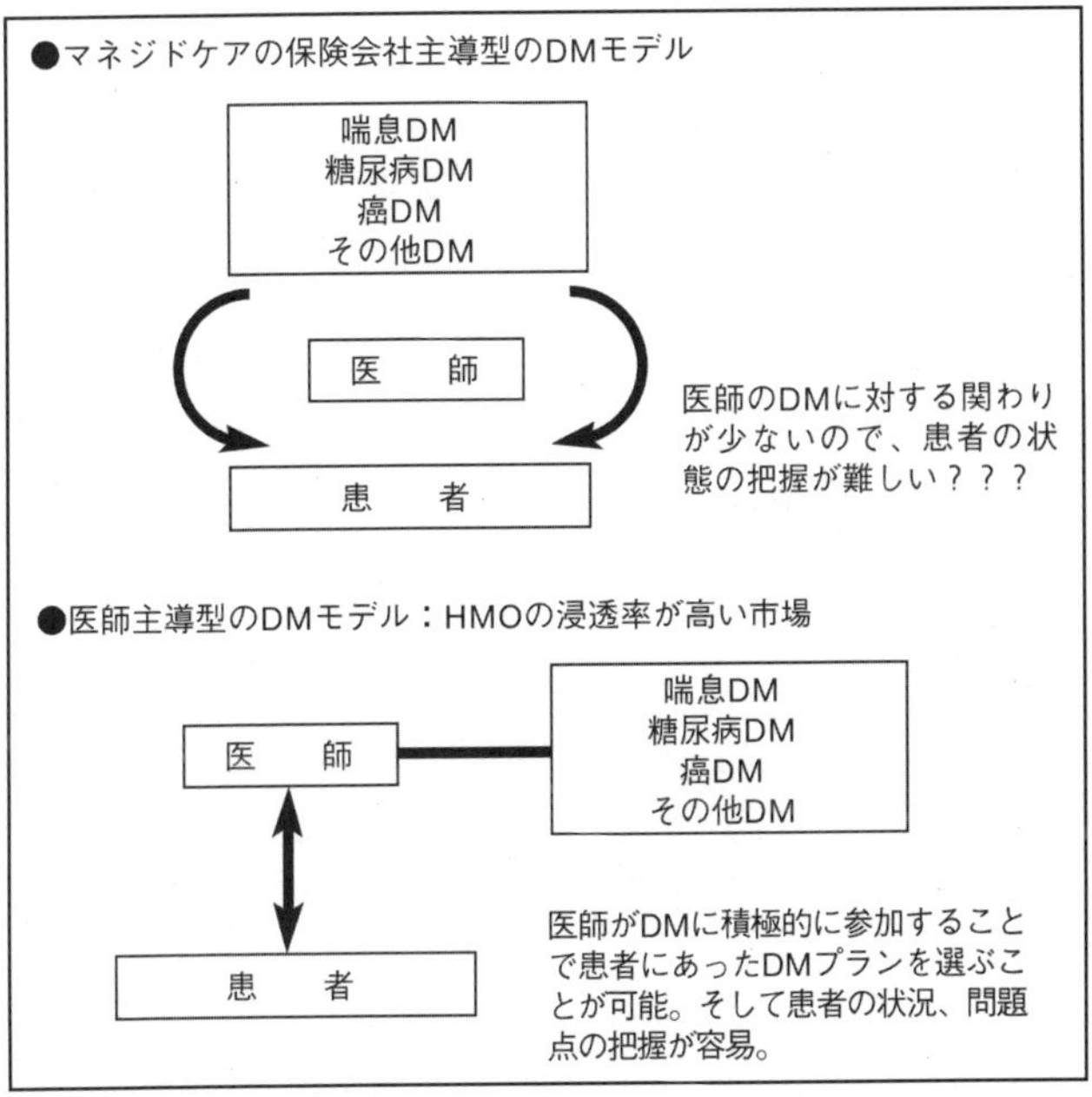
●マネジドケアの保険会社主導型のDMモデル
喘息DM
糖尿病DM
癌DM
その他DM
医　師
患　者
医師のDMに対する関わりが少ないので、患者の状態の把握が難しい？？？
●医師主導型のDMモデル：HMOの浸透率が高い市場
喘息DM
糖尿病DM
癌DM
その他DM
医　師
患　者
医師がDMに積極的に参加することで患者にあったDMプランを選ぶことが可能。そして患者の状況、問題点の把握が容易。
図21　DMの二つのモデル

## ○○○○●
## ＤＭが浸透する条件

ＤＭが浸透するには次に示す六つ

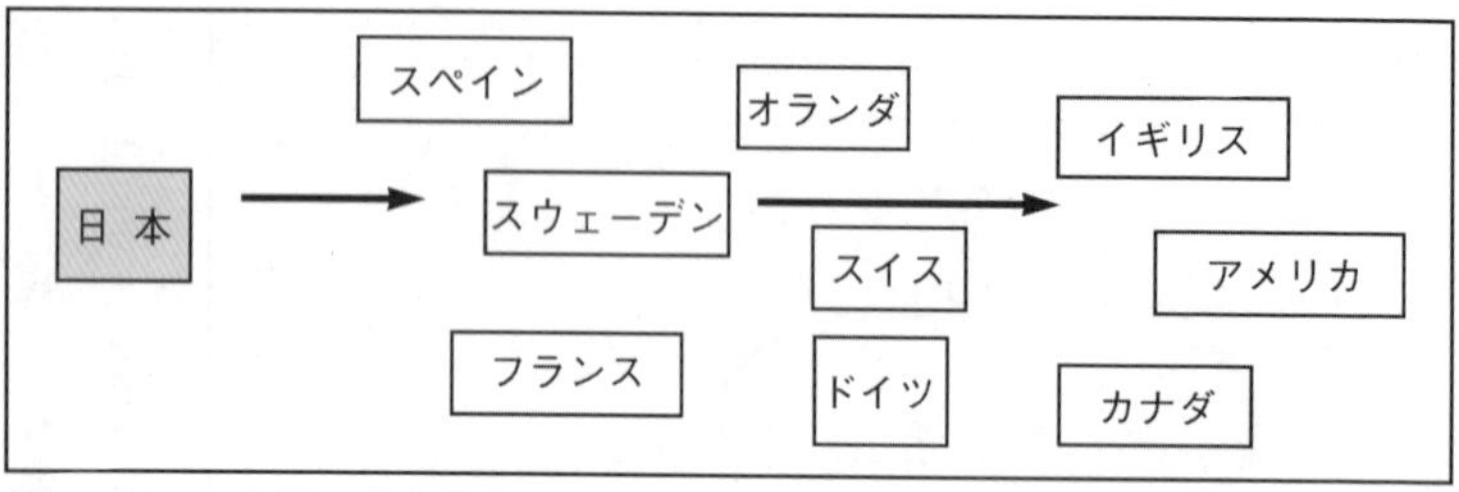


図22　DMの各国の進行具合
（Data from H. Rinde; M. Hall, Promar International: Disease Management in Europe, 1995）

の条件が必要である。

一、患者：質の高い医療を望むこと
二、医師：優れた医療を経済的に提供する意志を持つこと
三、保険を支払う側（民間医療保険会社）：医療費の削減に注目すること
四、政策担当者：医療の質とコストの両面を考えて、政策作りに携わること
五、薬剤師：薬剤師が医療産業全体に貢献できるような役割を果たすこと
六、製薬会社：薬の開発・製造にとらわれず、市場ニーズに合わせてサービスを提供すること

この六つの条件から各国のDMに対する動きを考えると、アメリカ、イギリスが先頭を切っている（図22）。とくに、雇用者、民間医療保険会社に経済リスクが高まるにつれて、市場のDMへの注目度は高まるのである。かといって、DMは経済的効果だけに重点が置かれているわけではない。DMは医療費を抑制し、被保険者の生活の質も高めるといった一石二鳥の効果をも

たらしてくれる。

現在、日本の組合健保も赤字経営に転落しつつ崩壊の危機も騒がれている。同時に進行している生活習慣病の増加。このような状況下、疾患の予防と管理に力を入れ医療費抑制に対処することが、問題解決策の糸口になるのではなかろうか。

**文献**

一、Mike Stobbe: Southern Cooking, Snacks and Lack of Exercise are Helping Americans Heap on the Pounds at a Dramatic Pace, Tampa Tribune, October 27, 1999
二、James B. Couch: The Health Care Professional's Guide to Disease Management, An Aspen Publication, 1998
三、Purchase of Drug Managers are Questioned: Wall Street Journal, November 20, 1996
四、Chris Rauber: Disease Management Can Be Good for What Ails Patients and Insures, Modern Healthcare, March 29, pp 48-54, 1999

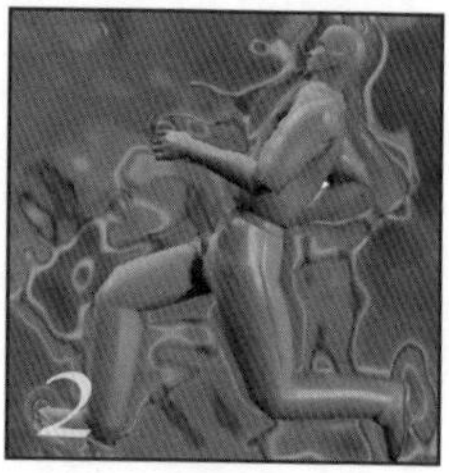


# 第15章 疾患マネジメント（DM）のアメリカの現状と日本への可能性：後編「将来へのチャレンジ」

本章はマネジドケア用語二三頁の民間医療保険会社から見たDM用語一四頁について紹介する。

マネジドケアの保険に代表されるHMO用語一九頁（Health Maintenance Organization）が一九九六年以後アメリカ国民の三三％以上が加入する医療保険になったことで、保険会社間でのシェア確保競争にさらに拍車をかけることになった。そして民間医療保険会社は規模の大きい企業の雇用主との契約に躍起になって「もし、疾患マネジメントが総合的なコストセービング用語一三頁に貢献するなら、雇用主に対する大きなセールスポイントになる」と睨んだ。たとえば、糖尿病の多い市場なら「糖尿病疾患マネジメント」、小児が多い市場なら「喘息疾患マネジメント」を実施することができる。

さて、疾患マネジメントの医療業界での関心度はいかなるものであろうか？

## ミシガンのブルークロス・ブルーシールド

■糖尿病をもつ保険加入者に、医師の協力を得て年に二回HbA1cの測定を推奨。

■βブロッカーを服用している年齢五〇歳以上の女性加入者を対象に、マンモグラフィーの奨励[二]。

### Prudential HealthCare

■移植が必要となる慢性疾患患者に対する疾患マネジメント「Chronimed Life Management Program」の採用を発表。これは患者の生活の質と、移植が予測される患者の医療費抑制に焦点を充てている。

### ＮＨＬＢＩ（National Heart, Lung and Blood Institute）

■喘息のＤＭの一部として喘息治療のガイドラインを示したＣＤ-ＲＯＭを配布した。疾患の重症度や年齢にあわせて、医師のコンサルテーションの仕方や、薬剤師の服薬指導の仕方についても含まれている[三]。

### ＮＣＣＣ（National Chronic Care Consortium）とアルツハイマー協会

■長期ケアネットワークが、アルツハイマー症のマネジドケア組織を設立。病院や保健所とパートナーとなってアルツハイマーＤＭの確立を発表。

これまで焦点が充てられていた糖尿病、喘息、癌以外の新しい分野においても、ＤＭが広がりつつあるようだ。そして、インターネットやテレメディスン用語三二頁など、高度通信機能の普及にともなって、保険加入者もＤＭをより身近に感じられるようになるであろう。

## ●○○○○○　ＤＭと従来方式との違い

ＤＭの定義はさまざまであるが「ＤＭは特定の疾患に対して患者教育、モニタリングを強化して疾患の重症度を上げないようにする総合的疾患管理方式。そして、先行投資することでその疾患に掛かる医療費を下げ、なおかつ患者の生活の質を向上させる」ものと筆者は理解している。

これまでの方式は、患者が必要に応じて医師に掛かっていたので、重症度が増して手術や高度な治療、数種類の薬剤が必要になってしまうケースがあるであろう。日本のように高度医療を含めてすべての医療を国民保険でまかなうことが可能でも、患者の生活の質は改善されるとは限らない。「総合医療費の増加」＝「患者生活の質」は比例するとは限らない。

筆者の加入しているＰＰＯ用語二八頁（Preferred Provider Organization）式医療保険は、現在ＤＭを構築中である。その手はじめとして年に約二万五千円までは自己負担金なしで予防医学（内科健康診断、マンモグラフィー、前立腺診断、婦人科検診）に使えるようになっている。そして、サラソタ記念病院独自でも、糖尿病、乳癌などの予防に無料検診の予算計上を予定中である。その経費はかなりの額に及ぶが、実施しないことで後から生じる医療費を考えると、現在投資するほうが有利だと結論づけている。

**雇用者が考えるDMの利点**

■総合医療費の抑制（月々の保険掛け金に影響）。
■被雇用者・加入者の生活の質の向上。
■疾患による短期・長期欠勤の防止（生産性に影響）。

## ○●○○○○　DMの利点

ＤＭの専門家である前述トッド氏のデータ[四]をもとに喘息のＤＭ効果を調べてみる。「直接コスト」「間接コスト」「臨床効果」「生活の質」の四点が集計されている。

■直接コスト：ＥＲ（Emergency Room：緊急救命室、次頁枠内参照）使用は約八〇パーセントも減少している。入院日数は八五パーセント以上、外来訪問回数は約五〇パーセントも減少している。
■間接コスト：会社への欠勤、学校の欠席日数の減少。
■臨床効果：生活の質とともに向上している。

以上のように総合的にＤＭは良い成果を得ることができた。しかし、ここで問題になるのはＤＭプログラム自体のコストである。特に慢性疾患のＤＭプログラムによって成功を収めるには「ＤＭ

プログラム自体のコスト」よりも、「DMプログラムによるコストセービング」のほうが大きくなければならない[五]。

トッド氏は、これに対して肯定的な考えを示している。かつて、銀行業界は窓口ですべての業務を行なっていたが、ATMの普及で一回当たりのコストが飛躍的に下がった。DMプログラム自体のコストも、手動管理からインターネットやテレメディスンなどのハイテク技術によるシステム管理が始まれば、市場の競争原理もあいまって、コストが下がることが予期できるとコメントしている。

**【日本と意味合いが違う緊急救命室：ER（Emergency Room）】**

ERというと、ERのテレビドラマから救命救急患者の施設のように思える。たしかに、それが本来の目的である。しかし現実は、医療保険を持たない患者の外来としての使用が増加している。

その他、通常アメリカは医師にかかる時は前もってアポイントメントが必要である。しかし、発熱、怪我、発作など予期しない疾患を生じた際には、アポイントメントを取ることは不可能である。この場合に利用できるのがERである。ERは風邪による発熱から交通事故による怪我と、軽症から重症まですべてのレンジの患者を受け入れているのである。

ERは未保険者の割合が多く、そのうえ維持費もかかるので、経営している病院はERの患者数の増加には敏感である。そのために、ERの患者数が問題になるのである。

### ○○●○○○　DMの認識度に不可欠な意思統一

DMは福音のように紹介されているが、新しい概念のために障壁も多々存在する。問題となる障壁についてトッド氏に聞いてみた。

トッド氏は「DMは確実にアメリカのヘルスケアの市場に浸透しはじめ、ようやく認識されるようになってきた」とコメントしている。さらにDMが市場に浸透するには、民間保険会社、加入する雇用主、医療費に注目する政治家などの意思統一が不可欠であるようだ。

表21　疾患マネジメントが成立するまでの過程

| |
|---|
| 1. 組織の合意 |
| 2. 疾患の絞り込み |
| 3. ゴールと成果の指標の設定 |
| 4. 疾患マネジメントを成功させるための戦略や情報収集 |
| 5. 必要なデータの絞り込み |
| 6. 株主を含め疾患マネジメントの投資に関わるメンバーの同意 |
| 7. 疾患マネージメント開始 |
| 8. 途中経過報告 |
| 9. 最終報告　→（7へ）フィードバック |

（'Steps in the Disease Management Process' Robert P. Navarro, Managed Care Pharmacy Practice, An Aspen Publication, 1999）

### ○○○●○○　DM認識度に対する障壁

次頁表22のように、DMの定義の混乱、新しい概念なので効果を裏付けるデータが不足していること、短期で成果が出にくいことが、DMの市場拡大に対する障壁になっている。

表22　Todd氏の考える障壁の要素

| |
|---|
| ■DMの定義の混乱<br>前章で述べたとおり、市場では、依然として製薬会社が作り出した製品のイメージが強い。そのため、いちばんのDMの担い手である医師の協力が得られにくい。 |
| ■コアグループ（医師）の投入がなされなかったこと。<br>DM設立の初期段階にコアグループの投入をしなかったために、現在においても医師の協力が得られにくい。 |
| ■DMの成果を裏付けるデータの不足<br>DMがマネジドケアの保険会社や雇用主に採用されるにはHEDIS（Healthplan Employer Data Information Set）の基準、すなわち成果を裏付けるデータが必要である。しかし、DMはまだ新しい概念であると同時に成果の指標設定が難しいため、提出するデータが不足している。 |
| ■短期間で成果が出にくいこと<br>DMプログラムの経済的成果は短期間で得ることが難しい。営利組織が新たにDMに投資するには、株主を説得するための経済的資料が必須である。非営利組織には株主は存在しないが、上層部を説得する投資計画書が要求される。 |

## ○○○○●○　今後、DMが日本に容認されるための促進剤

新しい概念が市場に容認されるには、社会のニーズと期待度が上がることが重要である。日本ではまだ普及はしないように考えられているが、筆者は普及に肯定的な考え方をしている。以下は、アメリカのDMモデルを、筆者が日本の市場に当てはめ、実現の可能性を探ってみたものである。

### 一、短期〜中期展望

【アメリカの事例】

■医療費上昇により、マネジドケア組織はやむを得ず、雇用主が支払う医療保険の月々の掛け金値上げを実施する。マネジドケア組織と雇用主はこれを避けるために、

ＤＭに焦点を置く。

■病院は、マネジドケア組織からＤＲＧ用語一四頁や重症度にかかわらず包括されて料金を支払われるので、重症患者の受け入れは経営を圧迫する→病院はマネジドケアとパートナーになって、疾患の予防や疾患のコントロールに力を入れる

【日本に当てはめる】

■日本では、中小企業が加入している政府管掌健康保険の慢性的な赤字経営が浮き彫りにされている。大企業が独自で形成している組合健康保険と比較すると、所得が低く、平均年齢も高い[六]ので、総合的に医療費の抑制を図るべきである。

■一方、日本の病院は、日本式ＤＲＧに備えて厳しい保険金支払いの状況下を想定して、新しい医療ビジネスを模索することがポイントになるであろう。もし、組合がＤＭに投資して病院と協力すれば、実現の可能性はおおいにある。

■大企業もバブル崩壊以後苦戦が続いている。そのために企業も自社で経営している組合健康保険を見直す時期が、近い将来やってくる。政府管掌健康保険組合のように数社が集まって構成されている保険は、各社の同意を得るには時間を要するが、単独健康保険組合は自社自身が決定権を握るので、ＤＭの取り入れは予想を反して早く実現するのではないかと筆者は考える。

## 二、中期～長期展望

【アメリカの事例】

■マネジドケア組織がメディケア（Medicare：老人保険）、メディケイド（Medicaid：低額所得者保険）の加入者を受け入れる傾向が今後強くなるので、それに対するリスク管理が必要。↓加入者全体を管理するＤＭの構築は解決策になる。

【日本に当てはめる】

■次の三要素が国の財政負担の増大を引き起こしている。

Ａ、地方自治体の経営難：地方自治体の借入金残高は年々上昇して、二〇〇兆円達成も時間の問題である。そして九八年に大阪府が財政再建団体の適応を申請して以来、北海道、兵庫県も申請に踏み切っている[七]。

Ｂ、特殊法人の七割が赤字で経営に行き詰まっている[八]。

Ｃ、年金制度の破綻。

　この状況下で、年々上昇する医療費を賄い続けることは可能であろうか？　そして老人人口の上昇要因も加わるので、国民健康保険のみならず、介護保険、老人保険を総合してマネジメントすることがこれから要求されると、筆者は感じる。

　老人医療費の増加を抑制のみならず、全体的な医療費抑制のために、政府がリーダーシップをとってＤＭに取り組む日がやってくるのではなかろうか。

## ○○○○○● 総括「日本の医療に取り入れたいＤＭ」

クリティカル・パスウエイ《用語一四頁》やエビデンス・ベースド・メディスン（Evidence Based Medicine：ＥＢＭ《用語一五頁》）はＤＭを行なううえで非常に重要な要素を占める。日本はＤＭの土台は構築されつつあるので、前節で述べたような市場のニーズが高まれば、ＤＭは一気に広まるように感じられる。次章では、アメリカで進行中のＥＢＭについて取り上げる。

### 文献

一、James B. Couch: The Health Care Professional's Guide to Disease Management, An Aspen Publication, 1998
二、New Disease Management Program for Diabetes Mellitus, Disease Management and Health Outcomes, Aug, 6(2), pp 113
三、Disease Management Program for Transplant Medication Regimens, Disease Management and Health Outcomes, Aug, 6(2), pp 113
三、New Jersey Hospital Association Workshop on Disease Management. Warren E. Todd, The Evolution of Disease Management: Past Present, Future, Keystone Address (Princeton, NJ March 30, 1999)
三、Harry L. Leider: Selecting a Vender for Disease Management Programmers, Disease Management and Health Outcomes, Sep,6(3), pp 131-139, 1999
四、New Jersey Hospital Association Workshop on Disease Management. Warren E. Todd, The Evolution of Disease Management: Past Present, Future, Keystone Address (Princeton, NJ March 30, 1999)
五、Harry L. Leider: Selecting a Vender for Disease Management Programmers, Disease Management and Health Outcomes, Sep, 6(3), pp 131-139, 1999
六、池上直己、J.Cキャンベル：日本の医療統制とバランス感覚、中公新書、一九九八年

七、最悪シナリオが語る未曾有の危機：日経ビジネス、七月一二日号、三〇～三二頁、一九九九年
八、特殊法人破綻度ランキング・キャッシュフローで見る官の商法の限界：日経ビジネス、九月二七日号、二二～三二頁、一九九九年

# 第16章

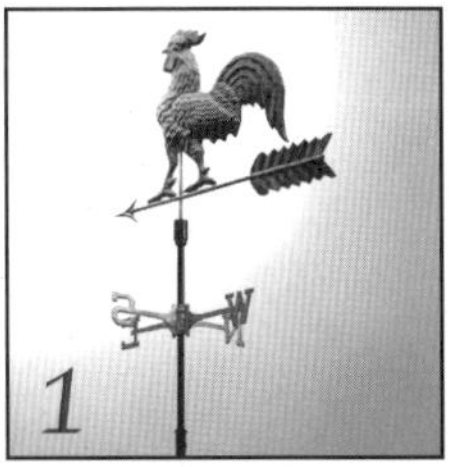

## アメリカ医療ビジネスの意外な側面：前編
## 「連邦政府と民間機関ともに、科学的エビデンスを越えたアプローチ法の実践」

アメリカで主流であるマネジドケアは、「ＨＭＯ地獄（HMO Hell）」とニュース・ウイークでも取り上げられているように、アメリカ医療全体に否定的な印象を与えているように感じられる。日本もその影響を受けているせいか、アメリカ医療は「ビジネス主体の医療」のようなイメージを持っている人が多い。しかし、アメリカには医療にもビジネスセンスがあるからこそ、医療とビジネスセンスを融合させて、総合的に患者本位の医療の提供と、経済効率の両方を取り入れたノウハウが生まれつつある。

ここ数年、連邦・州政府、民間組織は将来予想される医療費増加を未然に防ぐために、原因を解明するとともに、現段階で先行投資をしている。将来に対する予測と先行投資、まさにビジネスの概念を利用しているのである。

この章と次章では、ビジネス感覚を利用して生まれた「科学的なエビデンスに基づく医療」のノウハウを紹介する。

## ●○○ 連邦政府も積極的に取り組み出したメディケアの新コスト削減法

医療問題を真っ正面から取り組んでいるアメリカ連邦政府。メディケア用語二五頁の「高齢者健康プロジェクト（The Healthy Aging Project）」を例に取ってみる。これは、一九九七年に制定されたＢＢＡのなかにメディケア・パートＢに予防医学が加えられたことに始まる。

**連邦政府が力を入れているメディケアの予防医学項目**（詳しくは、www.medicare.gov を参照のこと）

■乳癌：マンモグラフィー
■子宮癌：パップ・スメア
■骨粗鬆症：骨量定量
■結腸癌：各種スクリーニング（便潜血反応、結腸・直腸スコープ）
■糖尿病：グルコース・モニタリング、糖尿病教育・トレーニングプログラム
■前立腺癌：各種スクリーニング（直腸指診検査、前立腺抗原の測定）
■流感、肺炎、Ｂ型肝炎：必要に応じてワクチン投与

「The Healthy Aging Project is building a game plan for Medicare to help seniors stay health longer」[二〇]
これは、アメリカ「高齢者健康プロジェクト」の概要を述べた資料に載せられている一文である。

「ゲームプラン」と記されているところに、アメリカのユーモアのセンスを感じさせてくれる。このプロジェクトの概要を見ると、「科学的なエビデンス」と「ビジネスマインド」の両方を見事にマッチさせている。左記は高齢者健康プロジェクトの概要である。

「高齢者健康プロジェクト（Medicare's Healthy Aging Project）」概要の抜粋

なお、ここでいう「高齢者」とは六五歳以上の人口層にしぼらず、予防医学と早期発見の見地から疾患によっては四〇歳代からの人口を含めている。

背景：

■「高齢者健康プロジェクト」は、メディケアが高齢者を健康に保つことを補助するうえで、もっとも新しい手法である。このプロジェクトは、予防医学をメディケア対象者に提供し、対象者自身を積極的なパートナーとして捉え、自分たちで健康を維持できるようにする新しいアプローチを目指している。

■高齢者の健康リスクファクターを軽減することは、疾患と身体障害の発生率を抑えることになる。現時点ではこの考えはとても重要である。つまり、現在三五〇〇万人の高齢者人口が二〇三〇年には二倍の七〇〇〇万人を越すことが見込まれているからである。

■高齢者の八〇パーセントは一つ以上の慢性疾患、五〇パーセントは二つ以上の慢性疾患、二四パーセントは日常生活に支障をきたす深刻な慢性疾患を有している。

■しかし、多くの慢性疾患は予防が可能である。「高齢者健康プロジェクト」は、高齢者（メディケア被保険者）をより長く健康に保つための「ゲームプラン」を構築している。

リスクの軽減：

■多数の健康促進プログラムや疾患予防プログラムは、リスクファクターを軽減し、医療費の抑制につながることが示されている。しかし、これらのプログラムはメディケア人口に対して体系的に研究、検査されたことはない。

■そこで「高齢者健康プロジェクト」は、もっとも有益なエビデンスを何に生かせるかを確認し、実用的な手段でその情報をメディケアのプログラムの構築と方針に適用する。

科学的エビデンスの使用：

■メディケアは、「高齢者健康プロジェクト」を、行動リスクファクターの軽減を認識して検証するために役立てている。

メディケア被保険者に対しての効果判定：

■「高齢者健康プロジェクト」は、健康促進プロモーションの経緯が確実に「行動変化」「健康状態」「機能変化」「生活の質」「サービス（検診項目）の使用」「顧客の満足度（Customer Satisfaction）」「治療費コスト（Cost of Care）」において、数値に影響

（Measurable Impact）があったかを検証する。

この概要は、ビジネスプランのニュアンスを多く含んでいることに気づく。会社（＝連邦政府）は、現在の将来予想される問題点を分析して、資金提供者（＝国民）に、新製品である高齢者健康プロジェクトを説明し、顧客（＝メディケア被保険者）を説得するために、目的、医学的・経済的効果を科学的根拠を基に明確にし、どのように利益を与えるかをきちんと述べている。また、とくに注目したいのは「メディケア被保険者に対しての効果判定」の項目である。資金提供者なら誰でも、顧客が新製品に満足してなおかつ自分たちにも経済的効果があったかどうか知りたいものである。日本では、医療にビジネス感覚を取り入れることは否定的な意見が多いが、アメリカ連邦政府の将来に対する先行投資と迅速な対応から学ぶ点は多いのではなかろうか。

## ○●○ 民間企業も取り組む総合的な疾患マネジメント

疾患マネジメント（Disease Management：ＤＭ）は一四章、一五章で述べたとおり、アメリカでこの数年間で急速に注目されはじめている分野である。アメリカ疾患マネジメント協会のエグゼクティブ・ディレクターであるトッド氏は、疾患マネジメントの最大の効果として「医療費を抑制するだけでなく、患者の『生活の質』を保ち、患者の満足度を上げる」と述べられている。

疾患マネジメントによって、慢性疾患の予防、疾患のモニタリングを行ない、疾患に対するリスク人口の管理と、すでに疾患に罹ってしまった人口の管理をすることで、最大限に疾患のリスクを抑えることができる。今後は低コストで管理ができるインターネットを介しての疾患マネジメントが主流になるであろう[三]。

従来は、政府が管理する医療保険であったメディケアとメディケイド用語二四頁も、現在では民間医療保険会社の介入が認められている。民間医療保険会社で占められているアメリカの医療保険は、「保険を提供する医療保険会社」「保険を購入する雇用主（公的機関と民間企業）」「医療を提供される患者」、そして「医療を提供する医師や病院」という四者の独立した複雑な関係で結ばれている。雇用主は当年の従業員医療費の増減が、翌年の医療保険の掛け金に反映するので、健康な従業員を抱えるほうが有利になる。しかし、これは現実問題として不可能である。そこで、できる限り従業員の健康状態を良好に保ち、すでに既往症をもつ従業員に対しては、それ以上疾患を悪化させないようにすれば、医療費抑制につながる。これを実現してくれるのがＤＭである。

日本の健康保険組合は、高齢者を抱え医療費が高騰し、人間ドックの補助制度の見直しや、検診の廃止を実施する組合も出はじめた[四]。これでは、高齢者以外の慢性疾患に対する治療費の増加が予想され、解決策にはならないと思われる。ここにＤＭを取り入れる意義がある。

## ○○● 総括「国民本位の医療改革に望むこと」

歴史に残る白熱戦が繰広げられた二〇〇〇年のアメリカ大統領選挙では、ゴア、ブッシュ両候補ともに処方箋薬をメディケアでカバーすることに焦点を当てていた。世界に誇れる国民皆保険を持つ日本の保険制度では、高齢者に処方薬を提供している。さらに高齢者にかぎらず日本の国民は、「安心して」「安価で」「いつでも」病院に掛かることができる。今の段階ではアメリカ人は、この制度を羨ましがっている。しかし、両政府の将来の展望を比較すると、将来においては、日本人がアメリカの医療制度を切望するようになるかもしれない。

二〇〇〇年一一月に開催された「アメリカ疾患マネジメント学会」において、アメリカ連邦政府の今後の医療政策について方針を掲げていた。特に興味深く感じたのは、一九九六年から連邦政府は糖尿病、心筋障害、喘息に対しての疾患マネジメントの検討を始め、メディケアの対策に心筋障害の疾患マネジメントのデータ取りを始めているとのことである。将来予想される問題点を迅速に対応するアメリカ連邦政府の姿勢がうかがえる。

激動の医療情勢のなかに存在する日本であるが、将来国民が安心して使える医療保険制度を継続するためにも、各主要組織が手を取り合って、迅速で国民本位の医療改革に着手されることを願ってやまない。

**文献**

一、Newsweek Nov. 8.1999 HMO特集号
二、http://www.medicare.gov/35/fact4.pdf

三、Humana and eCorSolutions: Partnering for e-Disease Management: 第二回 DMAA Leadership フォーラム発表資料より

四、日経ビジネス一〇月九日号、二〇〇〇年

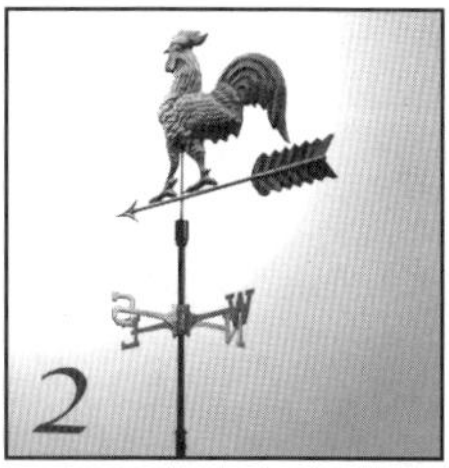

# 第17章
## アメリカ医療ビジネスの意外な側面：後編
## 「新しい概念『エビデンス・ベースド・メディスン』が社会に認識されるまでの道のり」

いつの時代も新しい概念が社会に浸透するまでには時間を要するようである。現在、世界的に花盛りのインターネットは、一九六〇年代後半にアメリカ国防総省が国家の安全と政府の調査のために開発したものである。それから時代は進み、一九七二年に電子メールの送受信に成功する。一九八四年には、「www.ibm.com」のように企業も含めて各組織は自由にドメイン名を得られるようになった。このドメインの確立が、インターネットの普及に拍車をかけたことは言うまでもないが、現在のような組織レベルから個人レベルにまで急速に普及する原動力となったのは、一九九三年のモザイク（Mosaic）技術の確立である[1]。このように急速に成長したと言われるインターネットでさえ、約二〇年の歳月を経て、社会に認識されるようになった。

さて、医療分野では、日本の健康保険が良い例である。日本の医療保険法は一九二七年に施行された*（二二七頁）が施行当時は国民全体の三パーセントの加入にとどまっていた。しかし市町村が国民健康保険組合を設立しはじめたことが多いに貢献して、一九五五年（昭和三〇年）ごろには国民の

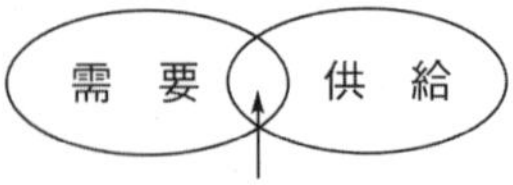


この重なりが発展するまでには年月を要する。触媒の役割になるものが、発展を促進する。

1．供給側が需要を作り出す：インターネット・モザイク技術の例
2．第三者が新しい概念の需要を作り出す：日本の国民健康保険の例

図23　新しい概念が社会に浸透するには

九割以上が加入するまでになった。その後「国民皆保険」の政治的な圧力も高まり、現在のようなかたちが、社会的に認識されるに至った[二]。結果的に約三〇年の歳月を要している。

数十年の期間を要する社会での認識は、まさに「ローマは一日にしてならず」とも言えようか。需要と供給が重なったときに新しい概念が社会に浸透しているようだが、先に述べた例は、新しい概念自体がその需要を作り出したのである。その結果、「社会に受け入れられる条件」と「社会での認識度」と「社会のニーズ」を獲得したのである。

アメリカでは、絶対的なエビデンス・ベースド・メディスン(Evidence Based Medicine：EBM[用語一五頁])に基づいた「クリニカル・ガイドライン」は存在しないが、医師や医療関係者・機関は、その必要性からEBMに基づいたガイドラインに注目している。

この章では、アメリカのこれまでのEBM発展の経緯・障壁について、そしてすでに確立されているEBM関連組織の関係者の証言もまじえて紹介する。

アメリカでは、連邦政府の傘下にある機関や民間医療系企業が、おのおののEBMに基づいたクリニカル・ガイドラインを作成している。医師も含めて医療従事者は、連邦政府のクリニカル・ガイドラインの規制に縛られることなく、患者の治療に従事することができる。

アメリカの医師は、常にマネジドケアの民間医療保険会社から過度な治療（Over Utilization）による治療費支払い拒否、それとは裏腹に誤診による患者からの訴訟という矛盾した環境で、日々の治療に当たっている。支払い拒否と訴訟のリスクを軽減するために、医師のなかには、自分の契約している医療保険会社が推奨するクリニカル・ガイドラインを治療に取り入れていることも少なくない。医師は、政府や民間医療保険会社から強制されるガイドラインに全面的に賛成はしていないが、多忙な診療のなかで、多大な労力をかけてリスク軽減のための調査に専念することを考慮すると、一定のガイドラインを参考にすることは、医師の診療にも役立つのではなかろうか。この考えにそって作成された民間のEBMに基づいたデータベースについては、後で詳しく述べる。

さて、EBMが盛んなアメリカでも、連邦政府が作成した標準クリニカル・ガイドラインは存在しない。「じつは、数年前アメリカ連邦政府もEBMを基にした国のクリニカル・ガイドラインの作成に乗り出した。しかし、背部手術（Back Surgery）のガイドラインが仇となった。問題になったのは背部手術までの待ち時間である。つまり、背部の診断から実際の手術まで六週間待つように

＊正確には一九二二年（大正一一年）に国の制度として整ったが、関東大震災のため施行は一九二七年（昭和二年）まで延期された。

指示されていた。この六週間の長い待ち時間の間に、カイロプラクティックに行ったり、予定患者の流出を恐れた背部専門外科医たちは、連邦政府のクリニカル・ガイドラインに猛反対した。これを機に連邦政府の統一治療ガイドライン作りは中止され、連邦政府はクリニカル・ガイドラインを各組織、団体の判断に任せるようになったのである」とAHRQ*のEBMセンターのディレクター兼ECRI社**バイス・プレジデントであるラーナー（Jeffrey C. Lerner）氏は当時を振り返って内情を語った。

### ○●○○○　連邦政府が設立したEBMセンター

EBMの政策作りに携わっていた弁護士のバーグレイ（Grant P. Bagley）氏は、五年前の連邦政府が、メディケアに対してEBMの統一データベース作成に着手しはじめた当時について、次のように語った。「当時、連邦政府は、メディケアのデータを基に、EBMの統一データベースの構築に着手したが、EBMの社会における認識が低く成功しなかった」

連邦政府傘下のAHRQによって、一九九七年に医師や医療機関が自由に利用できる「EBPセンター」***が設立された。そしてAHRQがスポンサーとなって、EBPに関連するインターネット・データベースの情報センターである「ナショナル・ガイドライン・クリーニングハウス」****を一般に公開している。興味深いのはEBPセンターとナショナル・ガイドライン・クリーニングハウスともに、医師や医療従事者、医療関連組織にそれらのガイドラインを強制することは、いっさい書かれていない。ラーナー氏、バーグレイ氏のコメントが現実となって現れている。結局、連邦政府は、妥協案としてＥＢＭの必要性と社会における障壁から、国民が自由に情報を使えるように方針を変えたのであろう。

---

＊ＡＨＲＱ（Agency for Healthcare Research and Quality）が一般に公開するＥＢＭの情報サイト

＊＊ＥＲＣＩ社は、非営利組織。治療を除く部分で、ヘルスケア全体の医療関連機器、薬剤など、科学的根拠を基に各種検討を行なっている組織。

＊＊＊エビデンス・ベースド・プラクティス・センター（Evidence-Based Practice Center）
（www.ahrq.gov/clinic/epcix.htm）

一九九七年にＡＨＲＱがアメリカとカナダで評価の高い一二の施設と五年間の契約を結ぶ。これら一二施設は、ＥＢＭを基本とした治療方針や医療技術の検討を行なう。検討された内容は自由に閲覧できる。

一二施設の内訳
一、技術評価センター（ブルークロス・ブルーシールド、シカゴ）　二、Duke大学　三、ECRI
四、Johns Hopkins大学　五、McMaster大学（カナダ）　六、MetaWorks,Inc
七、New England Medical Center　八、Oregon Health Sciences University
九、Research Triangle Institute and University of North Carolina at Chapel Hill
一〇、Southern California Evidence-based Practice Center
一一、University of California and Stanford
一二、University of Texas Health Science Center

＊＊＊＊ナショナル・ガイドライン・クリーニングハウス（www.guidelines.gov）
ＡＨＲＱがスポンサーとなって、エビデンス・ベースのクリニカル・ガイドラインに関する発表論文、レポートを、Ｗｅｂサイトから自由に取り寄せることができるようになっている。

○○●○○

## バーグレイ氏の意見を基にEBMを確立するにあたっての「障壁」と「検討すべき課題」

バーグレイ氏は、メディケアに対する連邦政府のEBMのデータベース作りは「社会におけるEBMに対する認識度の低さが原因で成功に至らなかった」と語るが、当時の反省点を次のように説明した。

EBMに基づくクリニカル・ガイドラインは、科学的根拠や臨床的根拠を基に作成されていると考えがちであるが、これにメディケアなど政府が絡んでくると「法的根拠（Legal Evidence）」が重要になる。つまり、EBMのような新しい概念を政府関連の組織に取り入れるには、政治的なサポート、ひいては公共の意見が重要であり、「法的根拠」が鍵となるとバーグレイ氏は強調している。また、EBMが確立されてからの問題点として、EBMが本来持つべき三要素を固持し続けることは、現実問題として難しいとも語った。

【EBM三要素】
一、説得性（Convincing）
二、信頼性（Credible）
三、時流性（Current）

【問題点】

一、マイナスのインセンティブ（Incentive：要因）

■新薬と既存薬の比較調査は行なわれていても、既存薬同士の比較検討は進まない。

■大衆が興味を示さない研究。

■産業自体が興味を示さない研究。

二、マイナスの結果

■ピア・レヴュー（Peer Review：仲間内による評価）などの検討会では、期待している内容を否定する文献、研究は発表されにくい。

■スポンサーから助成金を得て研究した結果が、予想を反した場合、その結果は公表されにくい。

「民間企業においても、アメリカ大手企業であるジェネラル・エレクトリック社が医療費の高騰を抑えるためにDMを開始した」とケラー（Vincent Kerr）医師は発表していた。次のようなコメントは印象的であった。「The data available in peer reviewed medical journals consistently confirmed that evidence-based care guideline are not widely followed resulting in less effective care and often more costly care.」

## ○○○●○ 需要を利用してEBMに基づいたクリニカル・ガイドラインを市場に浸透させる民間会社

### ミリマン&ロバートソン社 (Milliman & Robertson Inc)

本章の冒頭でも述べたとおり、医師にとっては医療保険会社に患者の診療に対して過度な検査、入院日数超過と判断されると、医療保険金支払いの遅滞や拒否の原因となる。一方で、治療の軽減は患者からの医療訴訟のリスクを負うこととなり、ジレンマになっている。

もし、両方を解決できるクリニカル・ガイドラインがあれば、という需要を突いた民間のEBMに基づいたクリニカル・ガイドラインが、ミリマン&ロバートソン社の「M&Rガイドライン」である。

「M&Rガイドライン」はM&R社専属の一一名の医師によって、EBMと専門家の意見を基に執筆されたWebベースのクリニカル・ガイドライン・データベースである。一九九九年の入院と手術に関するガイドラインは二二〇〇の文献、八万六三五七件の抄録調査に基づいている。このM&Rガイドラインに沿って、医師が請求する治療項目のチェックを行なっている大手医療保険会社もあるほどだ。医師たちと治療に関する衝突を避けるために、「M&Rガイドライン」を医師たちに提供して

表23　M&R社が医師を対象に実施した1999年度調査報告

| |
|---|
| 1．自分の治療方針に対する評価を他から受けたくない：<br>60%以上の医師が受けたくないと返答。<br>2．クリニカル・ガイドラインに対する質問<br>■医療の質の向上に貢献するか：<br>97%の医師が賛成・ほぼ賛成と返答。<br>■医療費削減に貢献するか：<br>89%の医師が賛成・ほぼ賛成と返答。 |

いる医療保険会社もある。

M&R社がアメリカの医師を対象に行なった調査から、医師のクリニカル・ガイドラインに対する考え方がうかがえる。表23より、医師は治療指針に対して一定のクリニカル・ガイドラインを強制されることは好まないが、医療の質の向上と医療費を意識したとき、ガイドラインは有効手段として受け止められていることが示されている。

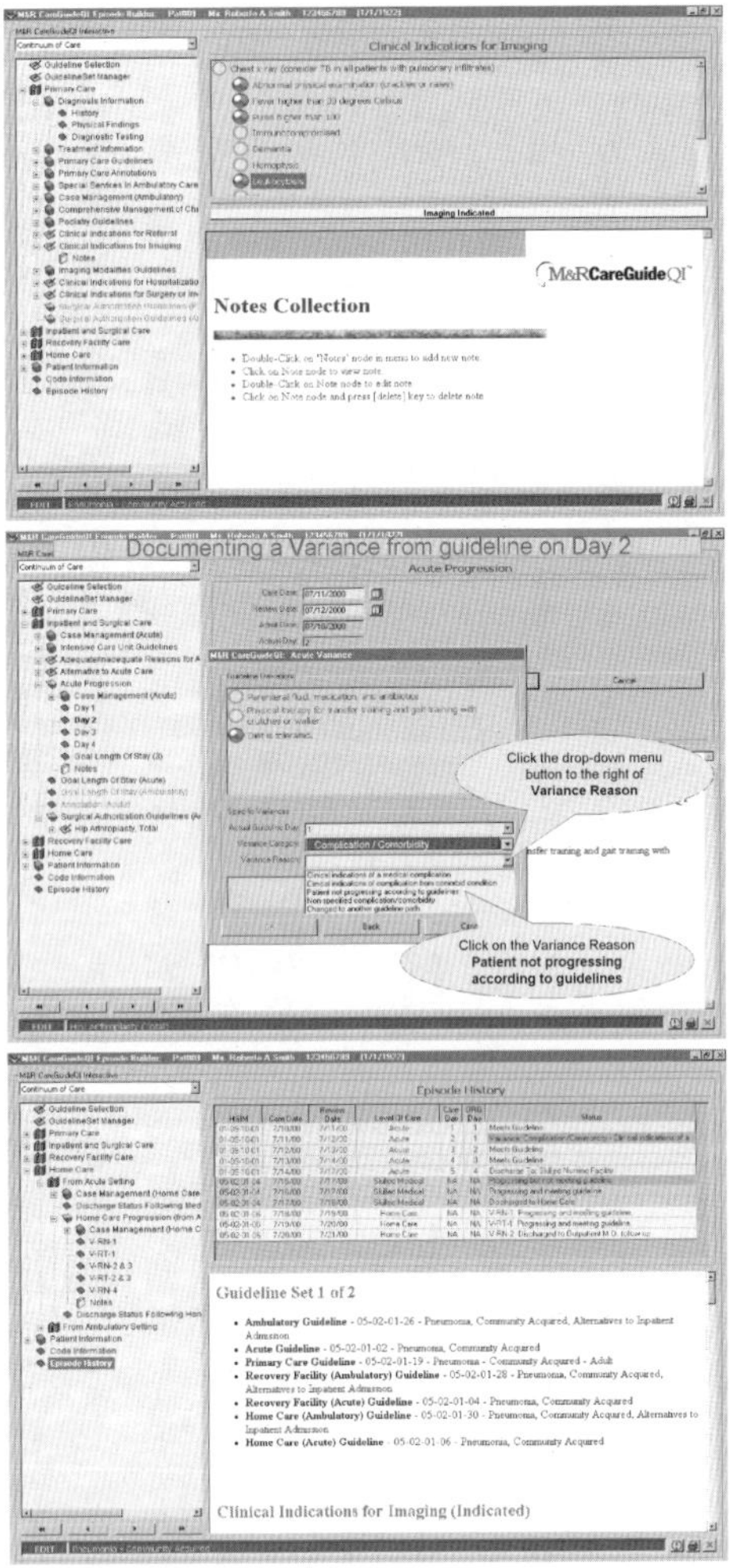


Web上のM&Rガイドライン

さて「M&Rガイドライン」は、民間企業が提供している有料データベースにもかかわらず、民間医療保険会社、病院、医師が利用する理由は、一九九八年に将来を見越してユーザーのニーズを徹底的に分析して「M&Rガイドライン」構築の戦略が練られた。その結果、ユーザーが望むWebベースで、かつアクセスすればオールインワンの構想ともいえるすべての情報が手に入る「クリニカル・ガイドライン」の構築に成功した。M&R社のエグゼクティブ・バイスプレジデントであるターナー（James P. Turner）氏は「当時のIT技術を『M&Rガイドライン』に採用し、一般医の外来治療から手術も含めた入院、急性期を除いた入院、そして在宅医療まで、医療のすべてをカバーしたガイドラインの開発に資金を投下した」と当時を物語る。「M&Rガイドライン」のユニークな点は、医師に対してのクリニカル・ガイドラインとしてだけでなく、患者への説明方法や疾患教育方法が具体的に書かれていることである。

## ○○○○● 総括「緊迫した日本の医療情勢に必要なビジネス・マインド」

ビジネスの根本を考えてみよう。ビジネスとは「営利の追求」と捉えてしまう傾向があるが、公共資金に頼れない企業だからこそ、限られた予算内で最大限に顧客の満足度を高め、し烈な市場のシェア争いに勝ちぬき、収益に結びつく経営戦略を立てなければならない。さらに、企業は厳しい市場競争下または財政下でも、けっしてあきらめることなく、新しい戦略で対応しなければ生き残ることはできないのである。したがって、そこから産まれる優れたノウハウも数多く存在するのではなかろうか。

モラルの問題があるために、一般産業と医療産業を比較することは難しい。筆者もそれを否定することはできないが、高齢者医療とそれを支える医療保険は「火の車」状態である。大企業のサラリーマンがおもに加入している組合健保は、八割以上の組合が赤字となり、中小企業の政管健保は二〇〇二年中に事業運営安定資金が底をつく[三]と言われている現状を踏まえると、医療の質とビジネスのノウハウを生かした経済効率の両方を取り入れた戦略が求められるのではなかろうか。言い換えると、緊迫した財政下では「効率的で良質な医療の確保」[四]を実現するには、ビジネス・マインドを組み入れた政策で、最大限に国民に貢献できる医療制度を確立してほしいものである。

**文献**

一、Louis Nicholson: The Internet and Healthcare Second Edition, Health Administration Press, 1999
二、池上直己、J.C　キャンベル：日本の医療、中公新書、一九九六年
三、二〇〇〇年一一月二日朝日新聞「くらし」
四、アプローチ（ユートブレイン社）、一一月六日号、二〇〇〇年

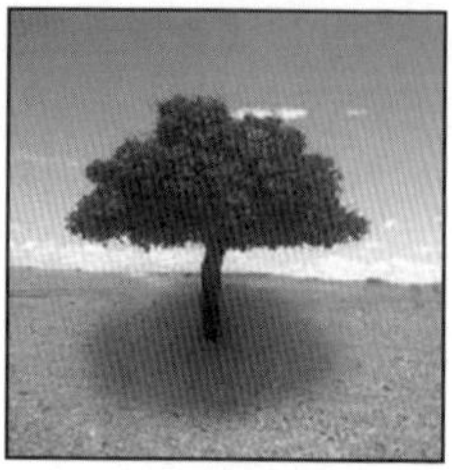

# 第18章 「文化の多様性に挑む」アメリカ病院経営の新たな挑戦

アメリカ合衆国はアメリカインディアンを除けば、ヨーロッパ系、アフリカ系、アジア系、ヒスパニック系、アラブ系などの移民から成り立つ国である。そのために、アメリカは移民の受け入れに寛容である。一九九九年の調査では図24のようにアメリカ人の人口の約一〇パーセントが移民で占められていることが明らかになった[一]。最近、連邦政府から発表された二〇〇〇年の統計[二]によると、人種別ではアフリカ系が一二・三パーセント、ヒスパニック系が一二・五パーセント、アジア系が三・六パーセントを占めている。このデータからアメリカ人の約三〇パーセントはマイナリティー*人口で占められていることがうかがえる（図25）。さらに二〇五〇年にはマイナリティー人口が、五〇パーセントまでに増加することが予想されている[三]。

このように、アメリカ全体にマイナリティー（Minarity）が増え続けるなかで、アメリカの病院は病院のスタッフのみならず、患者に対してもマイナリティーを考慮した経営手腕が試される時代に突入している。そして、マイナリティー患者の問題は、連邦政府レベルでの取り組みが始まって

いる。マイナリティーへの取り組みは病院経営にどのような影響を及ぼすのであろうか。病院が文

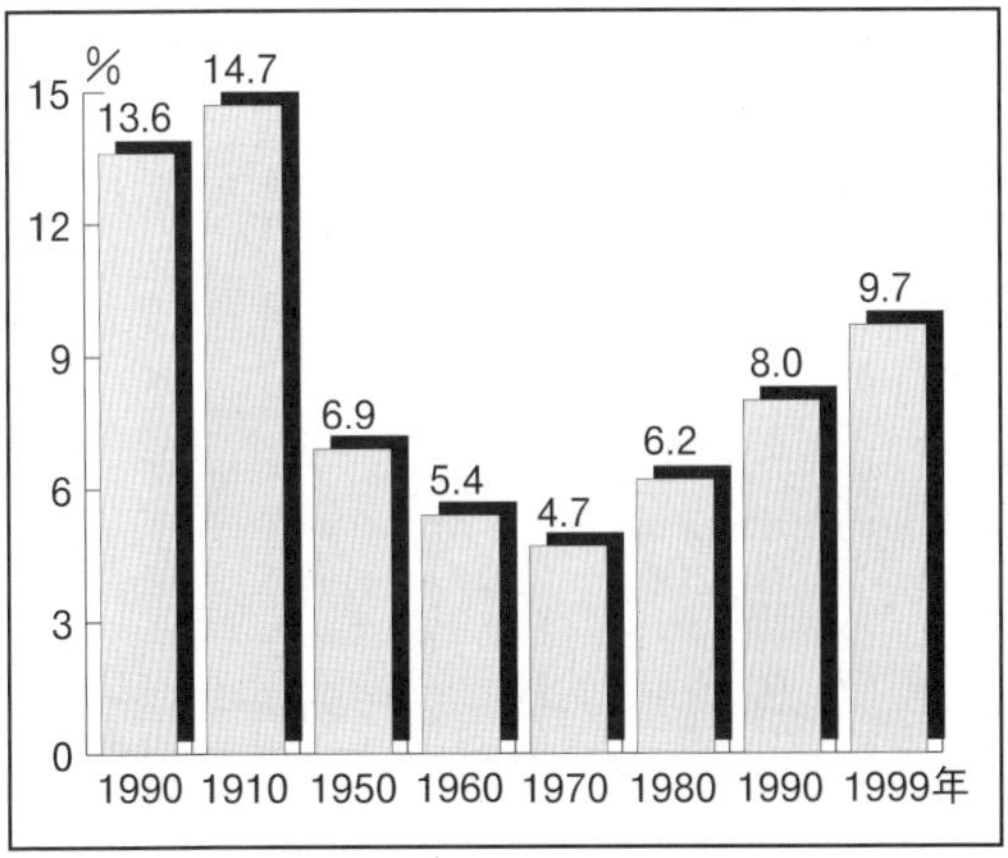


図24　アメリカの総人口に対する移民人口比（%）
（The World Almanac 2001 より）

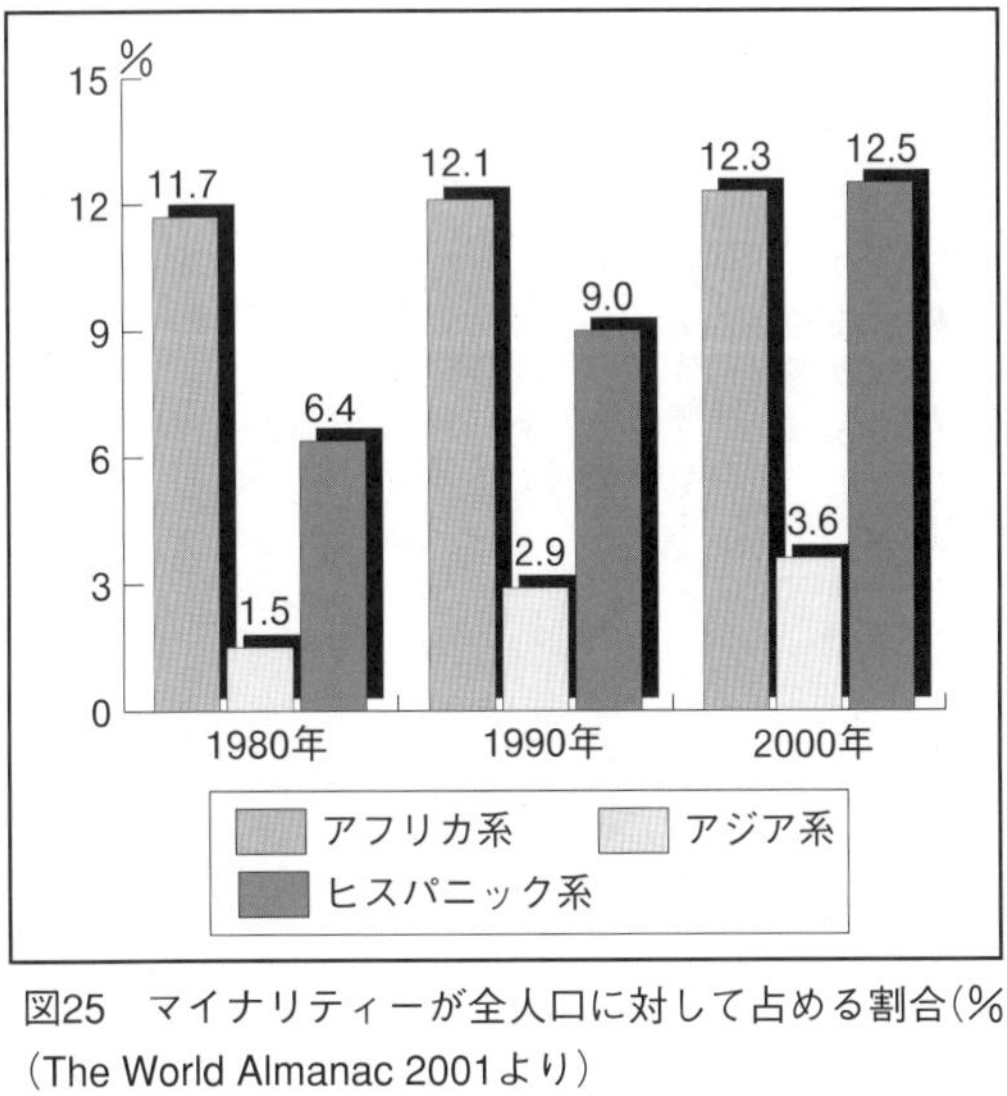


図25　マイナリティーが全人口に対して占める割合（%）
（The World Almanac 2001より）

＊マイナリティーとは、定義はまちまちであるが、最近では白人以外のアメリカ人や移民を指すことが多い。女性もマイナリティーと呼ばれることもある。

化の多様性を理解することで、病院マイナリティー・スタッフの職場環境や、仕事に対する満足度も上がり、ひいては、マイナリティー患者の満足度にも貢献し、その結果がマイナリティー患者を惹きつけ新たなマーケティング効果も得られる。

この章では、アメリカの病院がどのようにして文化の多様性に対応しているのかを紹介する。

## ●○○○○　マイナリティー人口増加に対する一般産業の反応

現在、アメリカの四分の三に該当する会社に新規採用されるスタッフの七五パーセントが、マイナリティーである[四]。この事実を反映しているかのように、「フォーチェン」誌は同社とCEP(Council on Economic Priorities)そしてニューヨーク市の三団体が合同で行なった調査から、アメリカの企業もマイナリティーの重要性を感じ、率先してマイナリティー社員の獲得に乗り出したり、社内教育制度を充実させる動きが出はじめていることを報じている。

たとえば、全従業員のうちの三五・七パーセント、新規採用者の六〇パーセントをマイナリティーが占めるハイアットホテルではシカゴのヒスパニック系アメリカ人の生徒が多数を占める高校に最新鋭の調理トレーニング施設を寄贈し、マイナリティーの高校生がシェフのトレーニングを受けられるようになっている。そして、そのヒスパニック系の卒業生のひとりは、現在ヘッド・シェフとしてハイアットホテルで活躍している[五]。ホテル業では、マイナリティーの顧客獲得のために、マイナリティーのスタッフ育成から着手していることがうかがえる。

## ○●○○○　マイナリティー人口増加に対する病院の反応

アメリカの病院でも他産業と同様に、マイナリティーの増加がスタッフ管理に限らず患者の囲い込みにも影響してきている。なかでも、図25が示すように、人口の約三〇パーセントが、マイナリティーで占められると、言語および文化も多様化し、病院の運営に大きく影響するようになってきた。たとえば、ニューヨーク、ロサンジェルス、シカゴなどの大都市では、スペイン語や中国語など母国語で生活できるコミュニティーが存在するため、病院はバイリンガル・スタッフの雇用を避けることはできない。

言語の問題こそ存在しないアフリカ系アメリカ人には、習慣や文化の違いを熟知した医療スタッフの育成が不可欠である。単一民族である日本では、この問題は理解しにくい。サラソタ記念病院の例をあげてみる。「太っていることが美の象徴と考えるアフリカ系アメリカ人の糖尿病患者たちに対する食事制限の指導は、一筋縄ではいかない」と糖尿病教育担当栄養士は洩らす。直接患者にかかわるマイナリティー・スタッフは、アメリカ人口の三〇パーセントを占めるマイナリティー人口にほど遠く、正看護師（Registered Nurse：RN）用語三〇頁のマイナリティーは一〇パーセントである。医師に関しては、医学部の選考基準がマイナリティーに不利に働いているために、マイナリティーの医師が育ちにくいと指摘する声もある六。

本章の冒頭でも少し触れたとおり、連邦政府もこの問題解決に本腰をあげている。最初にこの問題に取り組んだのが、クリントン前大統領である。一九九八年に、クリントン大統領は、二〇一〇年までに人種、民族の違いによる健康状態の不均衡をなくすための予算の検討を議会に求めた七。これを受けて、アメリカの政府機関のみならず、病院組織も以前より活発に動きつつある。第一段階としては、通訳担当者の配置、病院内の案内板をスペイン語や中国語も併記するなどの動きが出はじめている。ニューヨークの病院は、国際空港で見られるような数か国語の表示板が設置されている。また、大手アメリカ電話会社が提供している電話通訳サービスと提携して、移民の緊急患者に対応している。その他、地元の通訳会社のリストや、病院スタッフのなかで外国語を話すスタッフのリストも公開している。通訳の費用はけっして安価ではない。しかし移民の増加にともない、英語を話せない患者を相手に、通訳無しで医療スタッフの時間を費やすことを考えると、通訳をつけたほうがコスト削減になることも大きい。さらに大都市の病院を中心に、言葉だけでは解決できない文化の多様性を、病院スタッフに理解させるための講座も広がりつつある。

このようにして、徐々にアメリカの病院も、マイナリティーに対しての解決策を見いだしつつある。

## ○○●○○　マイナリティー・スタッフの雇用促進と病院の対応

医師やパラメディカルなど、患者の治療に直接関与するマイナリティー・スタッフの雇用は、マイナリティー人口の多い地域に対しての病院イメージが向上して、マイナリティー患者の獲得に貢献する。さらに、病院のカフェテリアや清掃部門において、マイナリティー・スタッフの雇用促進は、病院の異文化に対する意識改革の起爆剤となる。

しかし、アメリカの病院は依然としてマイナリティー・スタッフに対して十分な受け入れ態勢ができていないために、マイナリティー・スタッフたちは、仕事に満足感が得られず短期間で転職してしまうことが問題になっている。上司や同僚たちの多数を白人が占める場合、マイナリティー・スタッフは会議で黙り込んでしまうので、上司は問題点を認識できないうちに、マイナリティー・スタッフはその組織を去ってしまうのである。

マネジドケアの民間医療保険や病院を経営しているカイザーパーマネンテ社は、ヒスパニック系が三二パーセント、アジア系が一一パーセントを占め、カリフォルニア州に本拠地を持つ。そのカリフォルニアで同社が経営する病院に勤務する看護スタッフは、メキシコ、フィリピン、中東で教育を受けた外国人が多い。そのためにアメリカ文化と自国の文化の違いで職場環境に軋轢が生じることを予想し、この状況を打破する目的で、マイナリティー文化を理解するためのビデオ作りや、「マイナリティー・スタッフや患者といかにして接するか」についてのプロジェクトの取り組みが、開始されている[八]。

## ○○○●○　文化、言語の違いに戸惑うマイナリティー患者

筆者が大学院時代勤務していたワシントン大学医学部付属病院が所属するＢＪＣヘルスシステムでは、中東からの外国人患者の受け入れが多い。ここで働くスタッフは、外国人患者のアメリカ医療に対する受け止め方の違いを指摘する。たとえば、中東の患者は、医師から処方された薬の名前と、実際に調剤された薬の名前が違うと不安になって、薬を服用しない。この背景には、アメリカでは、院内処方箋薬は医師が特に指定しない場合、院内薬局でブランド薬剤用語一一頁からジェネリック薬剤用語一七頁に自動的に変更できるため、このシステムを知らない外国人患者は混乱するのである。言語の問題を越えて、その理由を明確に外国人患者に説明することが必要なのである。

「言語でも解決できない問題には、文化と習慣の違いにある」とミシガン大学で日本人患者に対する医療プログラム設立に携わったフェターズ(Michael D. Fetters) 医師は語る。たとえば、アメリカの出産入院は一日、それに対して日本では五日を要する。アメリカの医師は、日本人妊婦に対し、アメリカでは出産後短期間で退院させる理由を説明できるコミュニケーション能力が要求される[九]。

他の例として、ヒスパニック系は目上の人と接するときに視線をそらして会話する習慣があるので、ヒスパニック系患者と接する医療スタッ

表24　マイナリティーに対応するためのポイント

| | |
|---|---|
| 1． | 病院のマイナリティー人口の把握 |
| 2． | アセスメント |
| 3． | マイナリティー・スタッフを持つように努力 |
| 4． | コミュニティーと接点を持つ |
| 5． | 通訳者や病院内の表示を多国語表示 |
| 6． | 他文化に対する教育制度の設立 |

フは、視線の向け方を理解しておかなければならない。また、アジア系については、「今までに受けた医療についてははっきり主張しない傾向があるので、正確な病状の把握は難しい」とクイーンズにあるニューヨーク医療センター関係者が語る。

上述の例のように、言語と文化の違いに戸惑うマイナリティー患者に対応するためには、表24にあげる六つのポイントに着目するように、ニューヨーク医療センターのCEOのミルズ（Stephen Mills）氏は推奨している。

## ○○○○●　総括「文化の多様性を病院運営に定着させるためには」

この章のテーマは、筆者自身もサラソタ記念病院でマイナリティーに属するので、個人的に興味を抱いていた。サラソタ記念病院のスタッフは、白人が八六パーセントに対し、マイナリティーは一四パーセントと低いうえに、サラソタ地域は九一パーセントが白人で構成されることもあいまって、病院内では文化の多様性に対する取り組みは遅れていた。しかし、筆者が同病院の文化の多様性のアセスメントに取り組んだ結果、病院全体の割合ではマイナリティー・スタッフは少なくても、特定の部署にマイナリティーが集中していることが判明した。やはり、その部署では他部署と比較して離職率が高く、文化の多様性に関連があることも判明した。

このような事実があるにもかかわらず、同病院のマイナリティーへの対策が進まないのは、ほとんどのマイナリティー・スタッフは病院経営に直接関連しない職務についているために、経営幹部にマイナリティーの声が反映されないからである。最近の調査によれば病院のマネジメントレベルに占めるマイナリティーの割合は二パーセント以下となっている[一〇]。

連邦政府が、マイナリティー患者の問題に注目したことで、アメリカの病院は、文化の多様性に対応するための教育や制度作りに拍車が掛かっている。

筆者も、病院で働くマイナリティー・スタッフであると同時に患者である立場から、今後のアメリカ政府の取り組みに注目したい。

**文献**

一、Emily J. Wolf: A Tale of Two Hospitals, Healthcare Executive, March/April, pp 12-23, 2001
二、http://www.census.gov/poputlation/www/cen2000/briefs.html
三、George Rust and Harry Stronthers: Strategies for Expanding Your Patient Base in Diverse Communities: Family Practice Management, 7(5), pp 31-35
四、Fact Brief: Diversity Program, Health Care Advisory Board, April 1999
五、Elaine LeBlank, Laura Vanderkam, and Karen Vella-Zarb: America's 50 Best Companies for Minorities, Fortune, July 10, pp 190-200, 2000
六、Stanley S. Bergen: Underrepresented Minorities in Medicine, JAMA, 284(9), pp 1138-1139, 2000
七、Rose I. Gonzales, Malika B. Gooden, and Cornelia P. Porter: Eliminating Racial and Ethnic Disparities in Health Care, American Journal of Nursing, 100(3), pp 56-58, 2000
八、Janice L. Dreachslin :Diversity Leadership, Health Administration Press, 1996
九、Mike Mitka: The Bridge at Ann Arbor Japanese Health Program, JAMA, 28(22), pp 2921-2922, 2000
一〇、Panel Links Disparities in Health Care to a Lack of Diversity in Management: The Daily Report for Health Care

Executives, AHA, May 1, 2000

# おわりに

これまでに、アメリカの医療経営の現場から、アメリカの医療システムを目の当たりにしてきたが、根底の問題は日本もアメリカも変わらない。限られた医療財源、高齢化と先進医療技術による医療費上昇という矛盾した財務関係。それに対して国民は医療費の自己負担には難色を示すが最高の医療を期待している。アメリカはこの問題に対して一九八〇年代からDRG／PPS導入やマネジドケアの導入促進など、医療費削減に努めるよう取り組んできた。

ここで強調したいのは、アメリカでもDRG／PPSやマネジドケアは医療の質が保てないのではと論争が湧き起り現在も続いている。しかし、医療費の抑制の効かない出来高払い制の保険を続けると、誰が医療費を払うのか、またはまかなうだけの財源は保証されているのかと疑問が湧く。財源の枯渇で医療保険制度そのものが破綻すると、医療の質を保つ前に医療を受けられなくなる。この点を直視しているのがアメリカではないかと思う。

医療機関へのアクセス、医療の質、適正な医療費の三つのバランスを保つことで、医療システムは成り立っているのである。日本の一国民として、世界でも賞賛されている国民皆保険が存続しつづけるために、コスト管理で先行しているアメリカの方式を取り入れられる部分は取り入れ、将来も安心できる医療制度を存続してほしいと願っているのである。

この本の元となる連載は一年半に及んだ。この間、元サラソタ記念病院の病院長で現在ワシントンDCのワシントン・ホスピタルセンターの病院CEOであるコバート氏、現在の病院CEOフィンリー氏、そして経営幹部、スタッフの方々にインタービューなどの御協力を頂いた。さらに、学会や講演会、あるいは電話などで快くインタビューに応じてくださった疾患マネジメント協会のトッド氏、M&R社のターナー氏、ポーランドの政府高官のライス医師、ECRIのラーナー氏、バーグレイ弁護士、取材に御協力下さったノースウエスタン記念病院のメディア部、その他御名前があげられなかった多くの方々の御協力に深く御礼申し上げたい。

上梓にあたっては、出版部の渡瀬保弘氏の編集・校正、全面的にバックアップして下さった服部治夫氏にもここに謹んで心からの謝意を捧げたい。

そして、小林倫子女史には私の留学時代から現在にわたって、筆者のメンターとして全般にわたり貴重な助言と励ましがあったればこそなしえたことに改めて厚く御礼申し上げたい。

二〇〇二年二月

河野　圭子

**著者略歴**

河野　圭子（Keiko Kono, CHE, MHA）

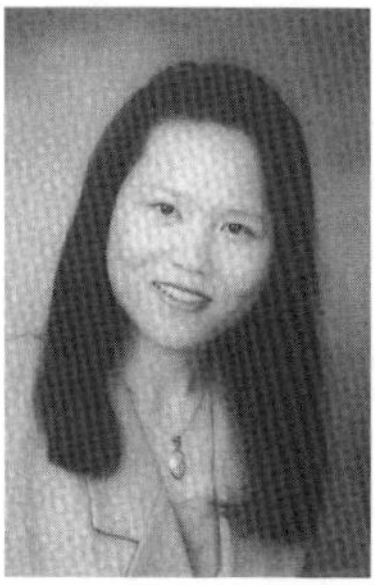

薬剤師（日本）　医療経営学修士（ＵＳＡ）

1988年　帝京大学薬学部薬学科卒
　　　　大塚製薬に勤務

1999年　ワシントン大学大学院医療経営学部卒業
　　　　在学中、ワシントン大学医学部付属病院の経営母体であるＢＪＣヘルスシステムの国際部でコンサルタント・インターン終了

2000年　ＡＣＨＥ認定サラソタ記念病院にて病院経営フェローシップ終了

2001年　セント・ジョン・メディカルセンターにビジネス・ディベロップメント・アナリストとして現在に至り、日本へ向けての執筆・講演活動を続けている。

ユートブレインの週刊情報冊子「アプローチ」には1998年4月より毎号連載中。隔週情報誌「ストラッテジー」には「ダイナミックなアメリカの医療品購入方法と今後の日本の医薬品卸の戦略」他５編掲載。その他、ミクス社「医療経営情報」、大阪府薬剤師会誌などに執筆掲載。

第１版１刷発行　2002 年３月12日
第３版１刷発行　2004 年８月31日



病院の内側から見た
アメリカの医療システム

著　者　河野圭子
発行者　服部秀夫
発行所　株式会社新興医学出版社

〒113-0033　東京都文京区本郷6-26-8
TEL 03-3816-2853
FAX 03-3816-2895
E-mail shinkoh@viola.ocn.ne.jp
URL http://www.shinkoh-igaku.jp

※定価はカバーに表示してあります

〈検印廃止〉

印刷　株式会社藤美社　ISBN978-4-88002-159-1　郵便振替00120-8-191625